脳卒中後の
構音障害への
徒手的アプローチ

編集　樋口　直樹

執筆　樋口　直樹　　　　大和大学　保健医療学部　総合リハビリテーション学科　言語聴覚学専攻　講師

　　　　阿部　直哉　　　　群馬県済生会前橋病院　リハビリテーションセンター

　　　　元木　雄一朗　　　甲州リハビリテーション病院　リハビリテーション部

三恵社

序文

　本書は運動障害性構音障害、あるいはdysarthria と呼ばれる発声発話障害の治療手技を取り扱うものである。この障害は、数多くの患者がいるものの治療法として確立されたものは少なく、この障害に対する治療を中心とした書物は乏しい。そのため、臨床における手技の開発などが活発であるとはいえず、多くの臨床家が難渋している領域である。このような背景には、歴史的経緯も含めて様々な要素があるが、ここで議論を行うことに価値はない。重要なのは、未来に向かって今得られている経験・知見を集め進歩することである。

　本書では多くの患者のために、そして、日々悩む臨床家のために、脳卒中後のdysarthriaに対する徒手的治療体系である、IMSTD(Integrated Manual Speech Therapy for Dysarthria: dysarthriaに対する統合的徒手言語治療)を紹介したい。この手技は筆者が中心となって開発した治療手技体系であり、筆者が主催する徒手的言語聴覚療法研究会を通じて、徐々に臨床現場で使用されるようになっている。また、研究会での発表を通じて、効果の共有も図られつつある。現時点においては発展途上の手技であり、学会発表などを通じて治療効果の報告を行っているが、体系的な指南書と治療効果についてまとめたものは本書が最初のものである。

　筆者が20数年前に臨床を始めたころ、dysarthria 患者への治療は、手探りでテキストを買いあさり、その記述を読みながら施行する日々であった。効果があがらず、あきらめに近い感情と、申し訳ない気持ちをもって患者に訓練していたことがありありと思い出される。そのころ、新人セラピストであった筆者の頭に浮かんだ問がある。それは「なぜ、脳卒中患者が徐々に歩行でき、手指も動くようになるのに、dysarthriaだけが良くならないのか？同じ身体であるならば、やり方そのものを見直す必要があるのではないか？」という問であった。当時の言語聴覚士の教育は、運動麻痺について、もっと言えば筋緊張異常についてほとんど教えてはもらえなかった。そこで私は理学療法士の先輩たちに基本的な考え方や触診や徒手的治療法を1から教えてもらったのである。そのことがこの新しい手技に至る出発点となっている。つまり、触診を中心とした評価、運動麻痺への中心的理解、運動の障害を説明しうる仮説、それを基にした評価と治療のサイクルを回すことである。そして、あの難渋していたdysarthria患者に効果的な訓練が提供でき始めたのである。この試行錯誤の上に新しい治療体系が構築されたことを理解されたい。これは臨床から編み出された知恵であり、患者との共同作業を通じ構築されたものであることを強調したい。

　この書を手にした臨床家が明日の臨床から生かせるように、イラストや写真を十分に配置している。理論的背景に関しては、なるべく簡素であることを心掛けたが、効果として示した音響学的評価に関しての見方などは他の成書も参照していただきたい。

　本書の作成に関しては、多くの先生方や患者様に協力いただいた。この場をかりてお礼申し上げたい。大学院で指導いただいた小嶋知幸先生、音響分析で指導を頂いている今泉敏先生には心から感謝を申し上げたい。また、これまで研究会を支えてくださった先生方、特に宮阪美穂先生、阿部学先生、本書にて貴重な症例報告をしていただいた元木雄一朗先生、阿部直哉先生にも感謝申し上げる。

令和3年7月26日

樋口　直樹

目次

NOTE

イラスト原案：神原楓(P24,P36,P37,P38)

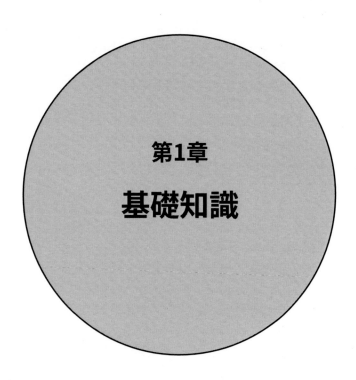

第1章

基礎知識

dysarthria(運動障害性構音障害)とは

ここではdysarthria、あるいは運動障害性構音障害の医学的基礎を学び、その治療の基礎となる概念をまとめていくこととする。

神経システムと脳卒中

　成人において、様々な疾患が原因で話し言葉の障害が出現することがある。その中で、発せられる言葉の内容や文の構造などに問題を呈する状態（これは失語症と呼ばれる状態である）とは異なり、主に、神経や筋の障害により発音や発声という面で話しにくさが出現する状態をdysarthria、あるいは運動障害性構音障害と呼んでいる。構音とは発音の医学的表記であり、言語学での調音と同義である。この構音の障害を、本書においてはdysarthriaという。

　構音は、大脳を中心とした神経系が伝達する命令により筋が適切に働くことで実現される。四肢の運動は骨が中心となり関節を軸として筋が収縮したり弛緩したりするが、構音では筋で構成されている舌などが中心となる運動である点が異なる。四肢の運動との違いはこれだけではなく、様々な点で異なりがある。したがって、四肢の運動障害に対するリハビリテーションをdysarthria の治療に応用することは難しい。さらにdysarthriaの治療を考える上で、四肢運動との違いを

意識することは重要であるが、成書では触れられることが少なく、実際にはその様な知識を身につけることは難しい。本書では、このような構音運動の特殊性を明確にし、その点を踏まえた治療を行うことが患者の改善につながるのだということを主張する。ここでは治療家諸氏にとっては、やや自明であるような基礎知識について、少し丁寧に解説させていただきたい。この本を手に取ったすべての治療家が、同じ知識を持っているとは限らない。神経の知識に自信がない、dysarthriaの知識に自信がないという読者でも、自信をもって治療に当たることができることが本書の目的でもあるからである。それでは、まず、神経系について説明しよう。

　神経系（神経システム）は、ニューロン【図1-1】を中心単位とし、信号のやりとりを行うことで、様々な活動を実現する。例えば、思考や運動、感覚などがこの活動を通じて実現される。このニューロンは本体である細胞核がある神経細胞体と信号を伝達する神経軸索

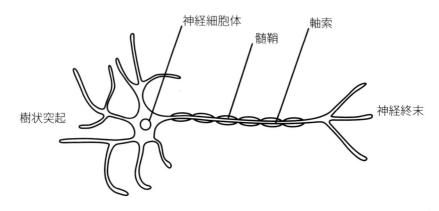

図1-1　ニューロンの各部名称

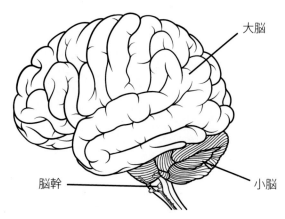

図1-2　中枢神経系の名称

に分けられている。ニューロンにおける信号の伝達は電気を通じて行われ、この信号伝達によるネットワークが神経系を構成している。ニューロンは、他のニューロンと神経軸索を介して信号伝達を行う際、神経軸索の末端（神経終末）から電気信号が化学物質の情報伝達に置き換えられて他のニューロンに情報が伝えられる。この際に使用される化学物質を神経伝達物質という。この神経伝達物質はおよそ50種類程度見つかっており、それぞれのニューロンにある神経伝達物質はニューロンの種類やそのニューロンがある場所で決まっている。

　ニューロンには種類があり、大きく分けると運動ニューロンと感覚ニューロン、介在ニューロンがある。運動ニューロンは最終的には筋へ信号が伝達されるものである。感覚ニューロンは感覚器からの情報を伝達するニューロンであり、このようなニューロンの間にあるものを介在ニューロンという。運動ニューロンにおける主な神経伝達物質はアセチルコリンである。ただし、アセチルコリンは他の種類のニューロンでも見受けられる。ニューロンのある場所、とりわけ神経細胞体がある場所は散在しているわけではなく、一定の集まりがある。このようなニューロンの神経細胞体が存在している部位は中枢神経系といわれ、そこから神経線維の束により筋へ情報を伝達したり、感覚器から情報を得たりする末梢神経に区別される。中枢神経系は大脳、小脳、脳幹、脊髄にからなるものであり、これが神経系の中心となるものである【図1-2】。大脳や小脳の表層を皮質とよび、この層にニューロンの神経細胞体が多数存在する【NOTE①】。この中枢神経内で皮質以外の場所で神経細胞体が集まっているものを神経核という。大脳において最大の神経核は、視床と呼ばれる感覚の中継ポイントとなる神経核である。

NOTE①

ニューロンの数が最も多いのは？

　人のニューロンの数は約860億個とされている。このニューロンが最も多いのは小脳である。小脳にあるニューロンは、その80％近くを占めている。逆に大脳は19％にすぎない。ニューロンを支える細胞をグリア細胞というが、大脳においてはニューロンとグリア細胞の比は1：1である。近年、このグリア細胞はニューロンのネットワーク回路において非常に重要であることが判明している。かつて、このニューロンと

グリア細胞の比は1：10とされ、これが「人の脳はほとんど使用されていない」という誤解を生み出すことになったと考えられている。また、これらの事実は、大脳において、ニューロンの数というよりもネットワーク回路が重要であることを示唆している。

参考文献）
Azevedo, F. A., et al. (2009). Equal numbers of neuronal and nonneuronal cells make the human brain an isometrically scaled - up primate brain. Journal of Comparative Neurology, 513(5), 532-541.

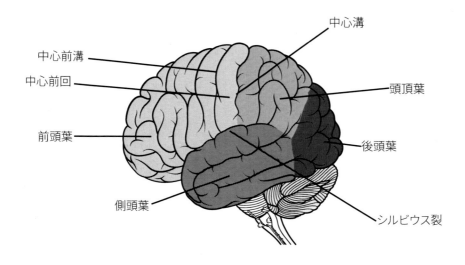

中心溝

中心前溝

中心前回

頭頂葉

前頭葉

後頭葉

側頭葉

シルビウス裂

図1-3　大脳の区分とランドマーク

中枢神経系にあるニューロンの神経細胞体は、血管から運ばれてくる酸素やグルコースという物質などが引き起こす化学的変化とエネルギー変換により活動が支えられている。この働きを代謝といい、血管が運んでくるこれらの物質の供給が無ければ、神経細胞体は即座に死滅していく。大脳の皮質に供給する血管は大脳血管といわれる血管である。大脳は左右に分かれており、その左右の大脳の皮質に供給を行うのは前大脳動脈、中大脳動脈、後大脳動脈である。脳卒中は、このような脳の血管に問題があって急に症状が出現する疾患をさしている。脳卒中は、脳に卒然として中る（あたる）ことをさす語であり、古来は原因を邪風としていたものである。脳卒中は別に脳血管障害とも呼ばれ、脳血管が途中でつまって血液が流れなくなったり、破れて出血

したりするものである。脳の血管が途中でつまる疾患を脳梗塞と呼び、脳の血管が破れて出血するものを脳出血という。その他、くも膜という脳を覆う膜と脳の空間に存在する血管から出血し、血液が大脳自体を圧迫して症状が出るものをくも膜下出血といっている。

この脳血管の問題がひきおこした神経細胞体の死滅は、傷が治るようには治癒しない。中枢神経系では一度起きた損傷を自己修復する働きはない。したがって脳卒中で出現した様々な症状に対して、リハビリテーションを行う必要があるのである。自己修復はできなくても、脳には可塑性といわれる神経ネットワークの再構築機能があると考えられており、このような可塑性をもたらすことで失われた機能を改善する取り組みが脳卒中におけるリハビリテーションの意義の一つである。

運動系の神経システム

脳卒中により様々な症状が出現し得るが、神経系の働きに問題を引き起こすのは、他にも多数の疾患がある。例えば、ニューロンの神経細胞体が、現時点では原因がわからず機能不全におちいるものがある。大脳にある記憶に関与する海馬という部位がある。この部位は脳の深部にあるが、この部位が機能不全となり、次第に大脳全体の神経細胞体の機能不全が広がる疾患は、一般的によく知られているアルツハイマー病である。この神経細胞体とその支持組織の構造的変化を伴う機能不全状態を神経の変性といい、このような状態

となる疾患の群を神経変性疾患と呼んでいる。アルツハイマー病のよく知られた問題に、徘徊というものがあるが、これは記憶などの問題があっても、運動の問題が引き起こされていないことを意味している。つまり、記憶を司るニューロンは侵されていても、運動を司るニューロンは侵されていないということである。逆に運動のニューロンだけが変性していく疾患があり、これは筋萎縮性側索硬化症といわれる疾患である。

先に述べた通り、dysarthriaは話し言葉の障害である。その中心となるのは運動における神経系の機能

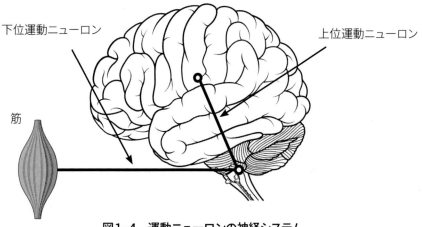

下位運動ニューロン　　　　　　　　　　上位運動ニューロン

筋

図1-4　運動ニューロンの神経システム

不全である。構音における各部位の働きは、本書において各論として論じることにして、ここではおおまかな運動発現における神経系の働きを概観することにしよう。

　まず、大脳においてどのように人間の機能が実現されているかを考えよう。大脳皮質は、そのおおまかな位置関係によって前頭葉、側頭葉、頭頂葉、後頭葉の4つの葉にわけられている。これは表層からみえる部分であり、隠れた部分には島葉、辺縁葉という2葉がある。前者の4つの葉の区分けの目印となるのは、大脳の表層が深いくぼみを形成している部分であり、これを脳溝といっている。【図1-3】にあるように、目安となるのはシルビウス裂と中心溝である。脳溝と脳溝の間を脳回といい、それぞれの脳溝と脳回には解剖学的な名称がつけられている。例えば中心溝の前の脳溝を中心前溝といい、中心溝と中心前溝の間にある脳回は中心前回である。

　先に述べたように、ニューロンには種類があり、それぞれのニューロンは大脳の部位でその分布が異なっている。例えば、運動ニューロンの神経細胞体は中心前回に分布している。その運動ニューロンは、動かす部位ごと中心前回の上部から内側が足、中間部が手、下部は顔や舌などに分かれている。このように大脳は部位ごとに機能的な集約がみられる。このことを脳の機能局在とよんでいる。したがって、解剖学的な名称と脳が実現する機能にはある程度の対応関係が生まれる。この機能的集約を「野」という名称で呼ぶ。つまり、中心前回には運動野があるのである。これは、地図でいう

住所と店や住居との関係に近い。

　運動野にある運動ニューロンの神経細胞体から神経線維が下降する。下降するに従い、その神経線維は束となって下降する。その束となる最初のポイントは内包と呼ばれ、前述した神経核群の一つである大脳深部の大脳基底核と視床の間の神経線維が集まるポイントを指す。さらにその神経線維束は下降し、脳幹部や脊髄といった狭い部分を下降する。それぞれの神経線維の終末点はコントロールする筋がどこの部位であるのかによって異なる。頸部より上の筋は脳幹部であり、四肢は脊髄である。それぞれの神経線維の終末点で、さらに他のニューロンの神経細胞体に接続され、そこから延びた神経線維が筋に情報を伝える。したがって、運動ニューロンは、運動を実現する筋にたどりつくまでの乗り換えは一度だけである。大脳に神経細胞体がある方を上位運動ニューロンといい、脳幹部や脊髄に神経細胞体があり、最終的に筋に神経線維を伸ばすものを下位運動ニューロンと呼んでいる【図1-4】。

　これらは意図した運動を実現するための神経系システムであるが、運動実現するためにはさらに他のシステムも必要である。医学的に意図した運動を随意運動と呼び、例えば、腕を曲げるときには腕の内側の筋が収縮し、外側の筋は弛緩する。この運動は骨を中心に筋の収縮によって行われている。では、何もしていない状態では、どうだろうか。我々が、例えば、腕の筋を触ると適度な張りがあることがわかる。この安静時の筋の適度な収縮状態を筋緊張と呼んでいる。筋緊張は四肢においては、伸張反射と姿勢反射によって維持されて

いる。伸張反射は、筋にある筋紡錘という感覚受容器が筋が伸ばされたことを感知し、その情報が運動ニューロンにフィードバックされ、伸ばされた筋を収縮する反射である。筋紡錘は必ず筋の中に存在するわけではなく、後述するように顔面筋や横隔膜など存在しない筋も存在する。筋紡錘は筋にある1cm程度のカプセル状の組織で、別名を錘内筋線維という。一般に筋と呼ばれるものは錘内筋線維より外側にあるので錘外筋線維とも呼ばれる。先ほど述べた下位運動ニューロンには、特に四肢において、錘外筋線維に指令を伝え

るα運動ニューロンと筋紡錘、つまり、錘内筋線維に指令を伝えるγ運動ニューロンがあり、筋緊張はこれらの運動ニューロンの密接な連絡により維持されていると考えられている（これをα-γ関連という）。これらのメカニズムはあくまで四肢についてのものであり、発声発語関連器官では筋紡錘の分布が四肢ほど明確でないなど筋緊張維持や随意運動の実現に関して不明な部分も多く残されている。

dysarthriaと運動系システム

　dysarthriaによる話しにくさは、その状態をもたらす疾患により様々な様相を呈する。例えば、パーキンソン病では声がかすれて小さくなり、話すスピードが早くなったりする。脳卒中では、例えば、一側の脳梗塞により、一側の顔面下部や舌の動きが悪くなることにより構音が歪んでしまうことがある。このような症状は、発声を含む構音での運動制御の問題により引き起こされる。つまり、筋を動かす神経の命令が、うまく伝達できなかったり、その命令が歪められていたりすることによって生じると考えられている。これ以外には、筋そのものが通常とは違う状態になることによって引き起こされる問題もありえる。筋を構成する筋細胞の問題を生じる疾患の代表例は筋ジストロフィーである。

　構音は、様々な筋が適切なタイミングで協調して働く必要があり、著しく早い運動スピードが要求されることが特徴である。一説には、構音時に協調する筋の数は80にもなると言われている[1]。構音は主に肺から生み出される気流に対して行われる運動であるため、筋力はさほど要求されない。この点において、食物を移動する嚥下運動と空気を制御する構音では、対象となる物性が異なり、必要な筋力も異なる。また、筋活動には、上記のスピードや筋力のほかに、前述の筋緊張も重要となる。さきほどあげたパーキンソン病や脳卒中では、この筋緊張の異常がみられ、適切な位置に関連した器官を動かせないことや運動スピードの問題や必要な筋力が出せなくなる。このことが患者が感じる話しにく

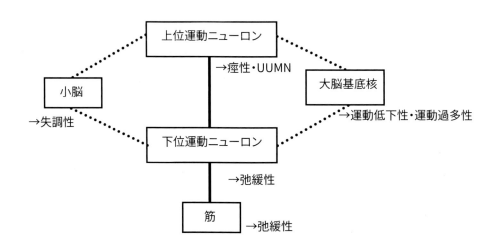

図1-5　発声発語の運動システムとdysarthriaのタイプ(Duffy,2012より作図)[2]
実線は直接投射神経路、破線は間接投射神経路

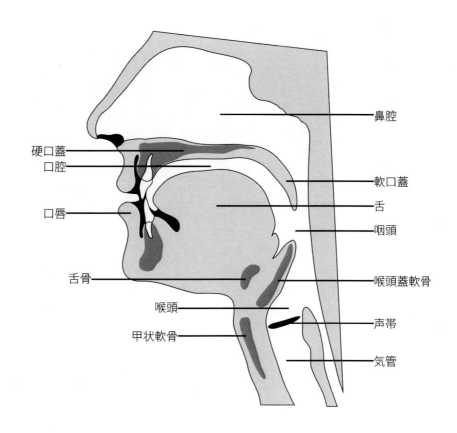

図1-6　発声発語に関わる器官の名称

（図中ラベル）
鼻腔
硬口蓋
口腔
口唇
舌骨
喉頭
甲状軟骨
軟口蓋
舌
咽頭
喉頭蓋軟骨
声帯
気管

さとなり、構音が歪んでしまったり、発声がうまく出来なかったりするため、話相手は聞き取りにくくなってしまう。

　このような疾患による違いは、dysarthriaの症状の違いとして現れる。以下、様々なタイプのdysarthriaを概略しよう【図1-5】、【表1-1】。最初に示すのは、弛緩性dysarthriaである。これは下位運動ニューロン障害だけでなく、筋そのものの障害や神経の情報が最終的に筋に伝えられる部分（神経筋接合部）の障害でもおきる。【図1-6】に発声発語にかかわる器官を表す。発声発語器官は、声を出す源となる声帯がある喉頭、声の共鳴を担う咽頭、鼻腔に音、例えば、鼻音などにかかわる軟口蓋、母音の区別や「さ」・「た」などの子音を出すときに使用される舌、「ぱ」などの発音に使用され、最終的に声が放出される口唇が重要である。弛緩性dysarthriaの中心的特徴は筋緊張が低下すること、つまり、弛緩性麻痺が発声発語器官にみられることである。このタイプでは、主に舌の運動障害による子音の誤り、軟口蓋の挙上が困難となるため鼻漏れにより

音が歪む（これを開鼻声という）こと、その他発声時に声帯の閉鎖が困難となるために発声に息が混じる気息性嗄声と呼ばれる声の異常、また、声の高さが単調になること（モノピッチ）や声の大きさが単調になること（モノラウドネス）がみられる。

　対して、上位運動ニューロンの障害は、両側の大脳の障害と一側の大脳が障害されることに分けられる。前者を痙性 dysarthria、後者を UUMN(unilateral upper motor neuron: 一側性上位運動ニューロン障害性) dysarthria という。痙性 dysarthria は、両側の大脳におきた脳卒中を主たる原因とし、その特徴は筋緊張の亢進、つまり、痙性麻痺が発声発語器官におきることであるとされる。このタイプでは、舌の運動麻痺による子音・母音の誤り、重度の開鼻声、気息性嗄声やガラガラ声をあらわす粗糙性嗄声、モノピッチやモノラウドネス、ゆっくりとした話し方になる発話速度低下がみられる。UUMN dysarthria は、一側の大脳におきた脳卒中を主たる原因とし、その特徴は限局した発声発語器官の運動麻痺によるものであるとされる。こ

表1-1　dysarthriaのタイプと障害部位・症状・典型的病名

	障害部位	症状	典型的病名
弛緩性	下位運動ニューロン、神経筋接合部、筋	発声発語筋の筋緊張低下	脳幹部の脳卒中、重症筋無力症、多発性筋炎、筋萎縮性側索硬化症（初期）
痙性	両側上位運動ニューロン障害	発声発語筋の筋緊張亢進、低下	両側大脳の脳卒中（ラクナ梗塞など）、橋の脳卒中
UUMN	一側の上位運動ニューロン障害	発声発語筋の筋緊張亢進、低下	一側性大脳の脳卒中
運動低下性	大脳基底核	パーキンソニズム	パーキンソン病、パーキンソン類縁疾患
失調性	小脳	失調症状	小脳の脳卒中、脊髄小脳変性症
運動過多性	大脳基底核	発声発語筋の不随意運動	ハンチントン病
混合性	複数の病巣（大脳＋小脳など）	多彩	多発性硬化症、筋萎縮性側索硬化症

れは発声発語器官の神経支配が両側の大脳の支配であることに起因している。このタイプでは、舌の運動麻痺と顔面下部の麻痺による子音・母音の誤りが見られる。このタイプでも声の障害、つまり、嗄声が見られるが、後述するように声帯は本来両側大脳の神経支配であり、なぜこのタイプで嗄声が見られるのか確定されたメカニズムは不明である。

　その他のタイプのdysarthriaとして、パーキンソン病で見られる運動低下性dysarthria、小脳の障害で見られる失調性dysarthriaがある。この中でパーキンソン病は、大脳基底核の変性によっておこるものである。この大脳基底核や小脳は、上位・下位運動ニューロンが筋へ伝える運動司令の経路に対し調節系システムとして関与する【図1-5】。つまり、大脳基底核や小脳の障害では弛緩性や痙性といった運動麻痺は起こらない。ただし、パーキンソン病では固縮という筋緊張異常がおこるが、これは運動麻痺とは区別される。小脳の障害では失調と呼ばれる運動が不安定になる症状が出現する。これもまた運動麻痺とは区別される。これらのタイプのdysarthriaは本書の治療対象ではないため、詳細については割愛する。

　さて、上記みてきたようにdysarthriaは様々な疾患を原因とした多彩な症状を示す話し言葉の障害であり、それは運動系の神経システムに不具合を生じた結果である。dysarthriaは言語聴覚士が治療にあたる障害のなかでは数が多いのであるが【NOTE②】、次項で述べるように、様々な理由から治療法の開発などは盛んではない。言語聴覚士の多くが、この

NOTE②

dysarthriaの症例数は多いのか?

　dysarthriaは言語聴覚士の成人臨床場面において非常に多く見受けられる障害である。物井ら[1]の行った調査において、コミュニケーション障害と診断された入院患者の内、dysarthriaを呈したものは65%であり、失語症を呈したものの割合47%と比して、dysarthriaがもっとも多く見受けられる障害であると報告している。また、西尾[2]はdysarthria患者数の推定を行い、65万例〜70万例とし、失語症患者数の約2倍にあたるとしている。西尾ら[3]による調査では、本邦におけるdysarthriaの主な原因疾

患として脳卒中79.5%とその多くを占めている。やや古いデータではあるが、現在でも言語聴覚士が評価・治療を行う障害の多くの部分を脳卒中後のdysarthriaが占めているといえる。

引用文献)
1)物井寿子.(1991). 特集 老人のコミュニケーション障害 老人のコミュニケーション障害 臨床現場から. 音声言語医学, 32(2), 227-234.
2)西尾正輝.(2006). ディサースリアの基礎と臨床 第1巻-理論編. インテルナ出版.
3)西尾正輝, 他. (2007). Dysarthriaの言語治療成績. 音声言語医学, 48(3), 215-224.

dysarthriaを理解することが難しく、治療が困難であると考えている。本書の目的は今回提案する新しいアプローチをもってこの状況を改善することである。

dysarthriaの治療について

過去dysarthriaの治療においては、患者の発話の特徴と発声発語器官の運動障害を検査し、それらの特徴に基づいてdysarthriaの分類を行うことが重視されていた。特に本邦では、このような言語病理学的診断が主であった時代が長く続き、治療法の発展は芳しいものではなかった。治療は単純な発声発語器官の運動訓練（抵抗運動など行わない単純な舌の出し入れなど）や音読訓練が主に行われ、効果として乏しいものであった。しかし、西尾[3)4)]の一連の著書により、発話速度調整法（文字通り発話のスピードをコントロールする治療的介入）や発声発語器官の筋力増強訓練（徒手的な抵抗運動を舌などに加える方法など）、一側の顔面筋麻痺に対するCI療法（Constraint Induced Movement Therapy: 非麻痺側の顔面筋の動きを徒手的に抑え、麻痺側の動きを促す方法）が紹介され、広く臨床現場で使用されるようになってきている。

dysarthriaに対する治療の効果として、和田ら[5)]は主に脳卒中後のdysarthria 46例に対し、約6ヶ月間の変化を追跡した結果、約6割が不変、約2割が改善、2割が悪化しており、改善の幅も少なかったことを報告した。その後西尾ら[6)]は、あらゆるタイプのdysarthria 263例（言語治療群187例、治療非実施対照群76例）に対する治療成績を報告し、脳卒中、脊髄小脳変性症、パーキンソン病で治療後有意に発話明瞭度（聞き手が当該患者の発話をどの程度理解できるか）が改善したことを報告した。さらに、この報告において西尾らは、維持期（発症後6ヶ月以上）の脳卒中後のdysarthriaにおいても発話明瞭度が改善することを示し、その治療的介入の多くに発話速度調整法が使用されていることを示した。しかし、脳卒中ガイドライン2015[7)]では、dysarthriaの治療的介入の効果はエビデンスに欠けるものとされ、その推奨の程度は、失語症への治療的介入（グレードB：行うよう勧められる）より低いもの（グレードC1：行うことを考慮してもよいが、十分な科学的根拠がない）となっている。本書では、新しい治療法を提起するが、エビデンス構築に関しては今後の課題であることを明記しておく。

引用文献
1）Bhatnagar, S. C. (2002). Neuroscience for the study of communicative disorders. Lippincott Williams & Wilkins.
2）Duffy, J. R. (2012). Motor speech disorders: Substrates, differential diagnosis, and management, Second Edition. Elsevier Health Sciences.
3）西尾正輝.(2006). ディサースリアの基礎と臨床 第1巻-理論編. インテルナ出版.
4）西尾正輝.(2007). ディサースリア臨床標準テキスト. 医歯薬出版.
5）和田あさ子, 他. (1977). 麻痺性構音障害に関する追跡調査. リハビリテーション医学, 14(4), 341-349.
6）西尾正輝, 他. (2007). Dysarthriaの言語治療成績. 音声言語医学, 48(3), 215-224.
7）小川彰, 他. (2015). 脳卒中治療ガイドライン2015. 協和企画.

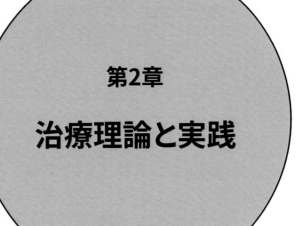

第2章

治療理論と実践

dysarthriaに対する統合的徒手言語治療

ここでは「dysarthriaに対する統合的徒手言語治療」の基礎的考え方を学ぶ

dysarthriaに対する統合的徒手言語治療の基本戦略

本書の目的は、前述のdysarthriaに対し臨床上効果があった治療法について、効果につながる治療理論を学び、治療を実践することの基礎を習得することである。本書でのアプローチを、筆者は「dysarthriaに対する統合的徒手言語治療」(Integrated Manual Speech Therapy for Dysarthria: IMSTD)と呼んでいる。IMSTDの中心的な考え方を以下に提示していく。【図2-1】にヒトの発話運動の運動システムとしての概略を示す[1]。ヒトの発話では、言葉を習得するときに主に働く聴覚や体性感覚フィードバック制御システムと早い発話を実行するフィードフォワード制御システムに分けられると考えられている【NOTE③】。

具体的にいうと、子供が構音を獲得するには、自分の発話を自分の耳で聞く聴覚フィードバックと舌など様々な発声発語に関わる器官がどのような位置になる

のかなどの感覚情報に基づく体性感覚フィードバックによる修正過程が必要である。また、他者の発話を自身の発話の模範とすることも重要な要素である。これらは聴覚障害児の構音獲得が困難であることなどから理解がたやすい。そして、成人になって聴覚に障害を呈した場合でも発話に決定的な影響を与えないことから、発話における聴覚的フィードバックが、成人では影響が少ないことも理解ができる。このことは、日本人が英語教育を長期間受けていても、少なくとも英語の発音に関しては身につかないことが多いことでも説明できる。つまり、成人の発話ではフィードバックに頼らない制御、フィードフォワード制御が中心となって関連器官を動かしている。ただし、どのような姿勢でも発話ができることや行儀は良くないが口腔内に食べ物があっても話ができることから体性感覚フィードバックは働いてい

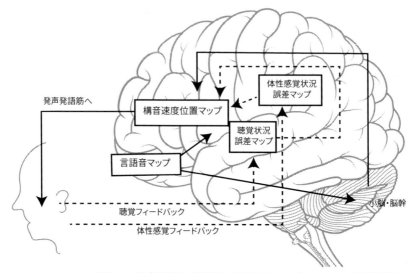

図2-1　発声発語の神経システム(Guenther 2006より作図)[1]
実線部がフィードフォワード制御、破線がフィードバック制御

る。これらのことから、体性感覚フィードバックに関わる刺激を加えることで運動が促進されるのであれば、その刺激を加えた上でフィードフォワード制御でどんどん動かしていく方が発話が改善する可能性がある。

したがって、IMSTDは聴覚フィードバックを利用した構音の再学習ではなく、体性感覚フィードバックを用いた徒手的な促通手技を用い、発声発語器官の運動の発現のしやすさ（発話のレディネス）を形成することにより、改善を目指すという治療戦略をとる。

ここでの発話の関連器官が動きやすい状況とは、筋が収縮・弛緩しやすい状況を作ることである。これには、徒手的な位置の修正や徒手的な刺激法を用いる。徒手的な刺激法として脳卒中後の四肢の運動麻痺

に対しタッピングなどの刺激（体性感覚フィードバック刺激）を加え伸張反射を起こすことと随意運動を組み合わせたアプローチが効果を上げており[2]、IMSTDも発声発語器官に伸張反射を徒手的に引き起こすことを手技として組み込んでいる。ただ、ここで重要なのは、発声発語器官においては反射的な筋収縮を用いることができる部位とそうではない部位に分かれるということである。ここではその詳細は避け、具体的手技について説明する際に解説する。IMSTDは発声発語器官の部位別に体系化されており、その治療に必要な評価も含めていることも特徴である。

日本語に応じた治療アプローチの最適化

IMSTDのもう一つの特徴は、言語体系に応じた治療アプローチの最適化を目指していることである。IMSTDは治療対象となる言語体系は日本語である。ここで治療に影響する日本語の特徴を考えると日本語がピッチ（高さ）アクセント言語であることがあげられる。欧米の言語体系、代表例を英語とすると、その特徴は強勢アクセント言語である。この二つの違いは、ピッチアクセントは音の周期、つまり、周波数と関連するもので、強勢アクセントは音の振幅、つまり、音圧と関連している。周波数は、人の聞こえにおける高さ（これをピッチという）と関連しており、音圧は聞こえにおける大きさ（これをラウドネスという）と関連している。両者とも喉頭と呼吸機能の相互作用によってコントロールされるものであるが、IMSTDは主に喉頭機能に焦点を

あてて治療を組み立てることとする。これは喉頭機能の障害である音声障害の治療から得られた知見を応用することを意味している。欧米でうまれた dysarthria の治療アプローチの中には声量、つまり、声の大きさのダイナミックレンジの拡大に焦点をあてたもの（パーキンソン病でのアプローチが有名である）があるが、これらは当然欧米で使用される言語体系に最適化されており、強勢アクセント言語では有効であろう。本邦における dysarthria の治療においては、日本語話者に特化した治療アプローチはあまり考えられてこなかった。IMSTD は、日本語話者を明確なターゲットとし、ピッチのコントロールの改善や嗄声の改善を目指すものである。

NOTE③

DIVA モデル
・・・・・・・・・・・・・・・・・・・・・・・・・・・・・
【図2-1】はGuentherが2006年に発表したDIVA (Directions Into Velocities of Articulators) モデルを一部簡略化したものである。DIVA モデルは現在考えられる最も有力な発声発語の神経システムモデルである。このモデルは ニューラルネットで実装され、実際に発話を学習し出力することが可能である。このモデルを元に現在様々な言語のニューラルネットワークが考案されている。

参考文献）
Guenther, F.H. (2016). Neural Control of Speech. MIT Press.

IMSTDの対象

　IMSTDの対象は、主に成人における脳卒中後のdysarthriaである。脳卒中後のdysarthriaでよく見受けられるのは、痙性dysarthriaとUUMN dysarthriaであり、弛緩性やその他のdysarthriaの頻度は少ないとされる。したがって、IMSTDは痙性dysarthriaとUUMN dysarthriaの2つを主なターゲットとする。また、IMSTDは日本語の特性を考慮して開発しているため、基本的適応は日本語話者である。

IMSTDの禁忌

　IMSTDは、運動負荷として軽度であるため基本的禁忌はない。しかし、後述する喉頭位置補正と舌位置補正に関しては、痛みが出現する可能性があり、慎重な治療が求められる。

　IMSTDは、前述のように弛緩性dysarthriaやその他のdysarthriaはターゲットではないが、その施行は考慮して良い場合がある。ただし、筋萎縮性側索硬化症や筋炎では後述する舌の位置補正やストレッチなどで症状が悪化することがあり、施行に際し、より一段慎重な姿勢が求められる。

IMSTDとNSOME

　IMSTDは統合的な徒手治療体系であり、基本的なプログラムでは、発声を伴わない訓練と発声を伴う訓練の両方が含まれる。近年、「発話を行わない発声発語器官の運動訓練」(Nonspeech Oral Motor Execises: NSOME)は根拠に乏しいとされている[3]。

　IMSTDにおける基本プログラムは、発声発語器官の位置補正と筋運動促通手技で構成されるが、必ず施行中、施行後に発話を促す訓練を行うことを推奨している。したがって、トータルのプログラムではNSOMEと発話を伴う訓練の中間的な位置づけとなる。

IMSTDと他の治療の組み合わせ

　IMSTDは他の治療法を否定するものではない。しかし、後述する声道の半狭窄を伴う治療を取り入れる上で、喉頭の空間を拡大させる手技が含まれているため、嚥下治療との組み合わせは慎重に考慮する必要がある。また、IMSTDは嚥下障害の改善を目指したものではないため、本書において嚥下障害については触れることはほとんどない。

引用文献
1)Guenther, F. H., et al. (2006). Neural modeling and imaging of the cortical interactions underlying syllable production. Brain and language, 96(3), 280-301.
2)川平和美. (2010). 片麻痺回復のための運動療法─促通反復療法「川平法」の理論と実際 第2版. 医学書院.
3)McCauley, R. J., et al. (2009). Evidence-based systematic review: Effects of nonspeech oral motor exercises on speech. Am J Speech Lang Pathol, 18: 343- 360.

dysarthriaにおける発声機能

ここではdysarthriaにおける発声の障害を喉頭機能と呼吸という側面から理解を深め、治療アプローチの前提となる事項を把握する。

dysarthriaにおける喉頭機能（声帯）の病態

人間の言葉にとって、頸部にある声帯は非常に重要である。声帯は、二つの振動部が閉じて、気管から吹き上げられる空気の力によって音が生成される部位である。この音がもとになり、頸部の空間から口腔に音が共鳴することで基本的な言語音は形成される。この声帯は、1日で何万回も接触する部位であり、人体の中で最も柔らかい組織といわれている。閉じている声帯を空気が通りぬけるとき、空気が圧縮される時とそうでない時、声帯の動きでいえば空気で押し上げられて開くときと閉じて空気の流れがせき止められるときができ

る。音は、このような空気が「密」となる部分と「疎」になる部分が繰り返されている「波」である。音は、空気が密になるときの量が音の大きさとなり、「密」になる部分と「疎」になる時間的な繰り返しパターンが音の高さとなって知覚される。空気の変化パターンは物理的な量としても表現できるが、音の大きさや高さは最終的には耳で聞いて知覚されるため、その心理的な大きさと高さと物理的な量との関係は、実際には複雑である。ここで重要であるのは、声帯の振動とは、声帯自体が筋の作用で開閉しているなどということはないのだ

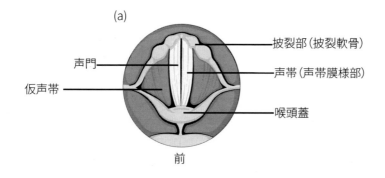

(a)

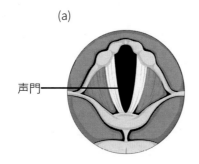

図2-2　喉頭を上から観察した模式図
(a)声門閉鎖時、(b)声門開放時

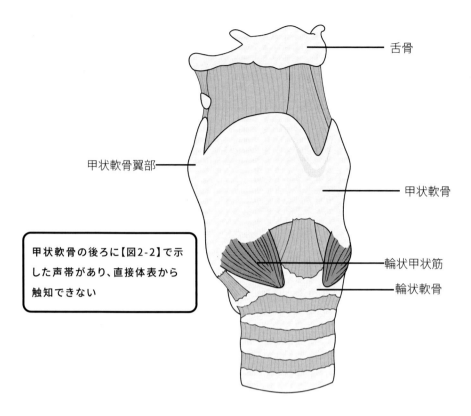

舌骨

甲状軟骨翼部

甲状軟骨

甲状軟骨の後ろに【図2-2】で示した声帯があり、直接体表から触知できない

輪状甲状筋

輪状軟骨

図2-3　喉頭を構成する軟骨

ということである。これは、意外と多い誤解である。

　解剖学的にみると、声帯は前方部が可動せず、後方部が動くことにより閉鎖される器官である【図2-2】。声帯は気管を構成する気管軟骨の上にある輪状軟骨という軟骨の上部にある。声帯の後方に位置する披裂軟骨という二つの骨が様々な動きを行うことにより、声帯の開閉や声帯の厚みを制御している。輪状軟骨の上前方部には甲状軟骨という大きな軟骨があり、甲状軟骨の一番隆起した部分が「喉仏」といわれる部分となる【図2-3】。自分で甲状軟骨の喉仏の部分を触ったのちに、すこし指を上に移動させるとくぼみを感じ、もう一つ硬い部分を感じる。これが舌骨と呼ばれる軟骨である。さらに上方に指を移動させると固い部分を感じることなく顎に達する。これは甲状軟骨より上部の構造体が筋によって構成されていることを示している。この筋と軟骨で構成された構造体は、舌と連続していることをイメージすることは治療上重要である。

　すでに発声発語に関わる解剖学的名称については、大まかに概略した。もう少し細かく見ていくと、甲

状軟骨や筋で構成された構造体の後ろには、筋で囲まれた空間がある。解剖学的には体の内部の空間のことを「腔」というが、この構造体の後ろにある空間は咽頭腔、厳密には下咽頭腔と呼ばれている。この咽頭と気管の間にあるものは、つまり、声帯がある部位は喉頭と呼ばれる、喉頭は単純な空間を意味せず、前述にある様々な器官の総称である。この喉頭と咽頭、そして口腔を声帯でつくられた音が通過することから声道とよんでいる。

　すでに示したとおり、下咽頭腔には喉頭蓋がある【図1-6】。これは奥舌の下、喉頭の上方にある独特の形状をした軟骨部である。喉頭蓋は飲み込みの時に反転し、気管を閉鎖するものであるが、その部位の筋収縮運動によるものではなく、舌骨や甲状軟骨、披裂軟骨といった他の部位の運動に影響された結果であるとされている[1]。前述のように、声帯は閉じることにより空気の圧力で押し上げられ開き、また閉じる。声帯が開いたり、閉じたりするその空間を声門と呼ぶ。この声門が疾患により閉じない時に声門閉鎖不全となる。声門

閉鎖不全の場合、声門を流れる空気は、声帯を十分に振動させることができずに空気が咽頭腔に流出する。そして、この速い流れの空気は乱流を作り雑音となる。これが先に述べた気息性嗄声である。また、声門上の空間の圧力は適度でなければ、声帯振動は正常ではない状態となる[2]。このときに声が「ガラガラ」して聞こえる。つまり、粗糙性嗄声が出現すると考えられている。さらに、嗄声には、力がこもっているような硬い声である努力性嗄声、力が抜けた弱々しい声である無力性嗄声という種類がある。このような嗄声はdysarthriaではよく見られる症状である。声帯の上部には仮声帯という部位がある【図2-2】。仮声帯は通常発声時は閉鎖したりはしないが、嚥下時や咳払いでは閉鎖する。これを仮声帯内転と呼ぶ。この仮声帯内転が発声時に見られた場合は異常となる。これは、しばしば努力性嗄声の原因であるとされる。

神経システムからみた声帯は、大脳の運動野にある運動ニューロンが脳幹部にある疑核に直接信号を伝達し、そこから迷走神経、特にその枝である反回神経を通じて制御されている。声帯は様々な動物に備わっているが、音声を模倣し学習する動物は少なく、クジラや一部の鳥類などに限られている。これを音声学習と呼ぶが、ヒトや上記の動物以外の動物では大脳皮質が直接的に声帯を制御するのではなく、間接的な制御であることが音声学習を妨げる要因とされている。さらに、声帯は舌などとは違い、両方の大脳から支配されている。具体的には大脳皮質からの指令は、脳幹部にある左右の疑核それぞれに命令が伝達されている。したがって、一側の脳卒中では、声の問題、つまり、嗄声は

出現しないと思われるが、前述の通り、実際には一側の脳卒中でも嗄声は出現する[3]。また、このような直接の制御だけでなく、大脳の深部にある脳神経核の集合体である大脳基底核を中心とした制御の経路も存在し、大脳基底核の障害であるパーキンソン病では嗄声、特に気息性嗄声が出現することが知られている。

次に声帯を構成する筋を見てみよう。声帯の筋は、内喉頭筋と外喉頭筋に分けられている。声門の開閉に関与するのは内喉頭筋であり、甲状披裂筋・披裂間筋・外側輪状披裂筋・後輪状披裂筋・輪状甲状筋である。このうち、声門を閉じる筋は甲状披裂筋・披裂間筋・外側輪状披裂筋の3つであり、後輪状披裂筋は声門を開く唯一の筋である。これらの筋群の名前はその名の通り、甲状披裂筋であれば甲状軟骨と披裂軟骨の間をつなぐ筋であるというように、それぞれ付着している軟骨と位置関係にしたがって名付けられている。これらの内喉頭筋群には、筋紡錘が存在するか議論が分かれているが[4]、少なくとも四肢のような反射系システムで筋緊張を調節するとは考えられていない。例えば、痙性dysarthriaでは発声時の仮声帯の筋緊張亢進による過内転と声帯の筋緊張低下による声門閉鎖不全が共存するため、多様な嗄声を呈することが示唆されている[5]。仮声帯の内転と声門閉鎖不全は、反回神経の損傷による一側性声帯麻痺でもみられる現象である。これは、声門閉鎖不全を仮声帯内転が代償しているのではないかと考えられ[6]、この代償作用が痙性dysarthriaでも出現しているのではないかと考えられる。痙性dysarthriaないしUUMN dysarthriaと末梢性の声帯麻痺の病態には差異があり、前者では声帯

NOTE④

甲状軟骨位置と挙上の左右差

嚥下時の甲状軟骨の挙上の左右差に関して、一側の反回神経麻痺や脳幹部の障害などで起こり、このことが嚥下障害の原因になりうることが報告されている[1][2]。三枝はこれに対して「頬杖」をつくことで喉頭挙上が改善したことを報告している。

脳幹部以外での脳卒中後の甲状軟骨の位置異常に関しては、筆者の経験ではそれらの状態よりも軽度で徒手的に補正できる程度のものであることが多

いと考えている。この甲状軟骨の位置偏倚は健常者でも観察されるため、この状態がすべて病的とは言えないが、健常者においても位置の補正により声質が改善することがよく経験される。

引用文献)
1) 三枝英人, 他. (2001). 喉頭挙上に左右差があることに起因する嚥下障害とその対応. 日本気管食道科学会会報, 52(1), 1-9.
2) 佐藤文寛, 他. (2011). 頸部過緊張の緩和が, 喉頭挙上の左右差を軽減させ, 嚥下障害の改善に寄与した脳幹梗塞の2症例. 理学療法学, 38(3), 194-200.

の内転・外転運動の障害は見受けられないが、後者では声帯の内転・外転運動に障害が見受けられる[5]。

　さきほど、甲状軟骨より上部の構造が、筋で構成されていると述べた。現在も詳細が分かっているわけではないが、臨床上、甲状軟骨の位置が正常ではない、つまり、体軸の中心線からずれている症例を数多く経験する【NOTE④】。首を支える主たる筋は胸鎖乳突筋と呼ばれる筋である。この筋は自分の手で触ると首の横にあり、首の上部後方から鎖骨に至る筋であることが触知できる。この胸鎖乳突筋は、肩周囲の筋とともに首を支える土台となる筋である。左右の肩周囲で筋緊張のアンバランスさがみられる場合、首の左右でも筋緊張が異なることが多い。また、首は頭部という非常に重い部位を支えており、頭部の位置は姿勢を制御するうえで非常に重要な位置を占めている。このような姿勢制御には多くの反射が関与しており、これを姿勢反射と呼ぶ。姿勢が変われば、筋緊張がそれに応じて調整される。脳卒中では、新生児でみられ発達につれ出現しなくなった反射が再び現れること（緊張性頸反射、緊張性迷路反射など）と通常みられる反応が失われること（立ち直り反応、バランス反応）により姿勢に対する筋緊張の制御が困難となる。これにより、頸部や肩周囲、甲状軟骨の周囲筋のアンバランスさが出現することになる。これに舌・下顎の周囲筋の筋緊張異常との兼ね合いにより、最終的には声帯の病態が決定される。こう考えた時に、前述の脳卒中での相反する声帯の筋緊張異常の出現は、声帯そのものの筋緊張異常とその周囲を支える筋群の筋緊張異常により、声門の閉鎖の程度に異常が出現し、さらに咽頭腔の形状変化が重なることで様々な病態を示すのではないかと考えられる。

　上記のことをまとめると、脳卒中後の声帯レベルにおける上位運動ニューロン障害は、声帯レベルの筋緊張異常と代償的な仮声帯の過緊張という相反する運動の結果と姿勢の崩れを起因とする喉頭を支える構造の不安定さという連動する要素の結果であるとIMSTDでは仮定する。

dysarthriaにおける発声と呼吸機能の病態

　ここで、声帯を振動させる源である呼吸について考えてみる。胸に手を当ててみると、我々が静かに呼吸を行うとき胸が上がり、下がっている様子が触知できる。胸を触知すると、体の正中正面には縦の骨があり、そこから横方向に何本も骨があることがわかる。前者の骨は胸骨であり、後者の骨は肋骨である。肋骨は12対あり、上から数えて7対目までは肋軟骨を介して胸骨と接しているが、8対目以降は7対目と接続している肋軟骨を介して胸骨と接するため、下部の肋骨間には空間があり触知すると腹部と腹部の境界領域となっていることが確認できるだろう。1対目から7対目までの肋骨は真肋、8対目から12対目までの肋骨を仮肋という。肋骨の後方は、一般的には背骨と言われる、椎骨に連なっており、肋骨と連結している部分を胸椎といっている。したがって、胸椎の数は12である。これらは肺という柔軟な器官の外部フレームとして働き、肋骨の間の筋、つまり、肋間筋と肋骨下部にある大きな筋である横隔膜によって肺は大きく形を変形させる。このような外部フレームの内部を胸郭と呼んでいる。

　人体における筋は、自分の意思で動かせる横紋筋と自分の意思では動かせない平滑筋に区分される。平滑筋は内臓の筋であり自律神経によって制御される。対して、横紋筋は運動神経によって制御されることが一般的である。しかし、前述した呼吸筋、つまり、肋間筋や横隔膜は例外的に自律神経の支配を有する筋である。したがって、呼吸筋は自分の意思で動かすことができる随意運動の側面と自動的運動の側面を有するという特徴がある[7]。さらに、呼吸様式によって使用される筋が異なる。通常の呼吸時は、息を吸うとき（吸気という）にのみ筋が収縮する。つまり、肋間筋の一つである外肋間筋と横隔膜が収縮することで肺に空気が取り込まれる。横隔膜は弛緩している場合はドーム状になっている筋で、収縮すると平たい形状へ変化する。外肋間筋は収縮すると肋骨を挙上し胸郭の容積を拡大し、横隔膜も収縮すると胸郭の容積を拡大する。外肋間筋と横隔膜の収縮では、横隔膜の収縮の方が胸郭の容

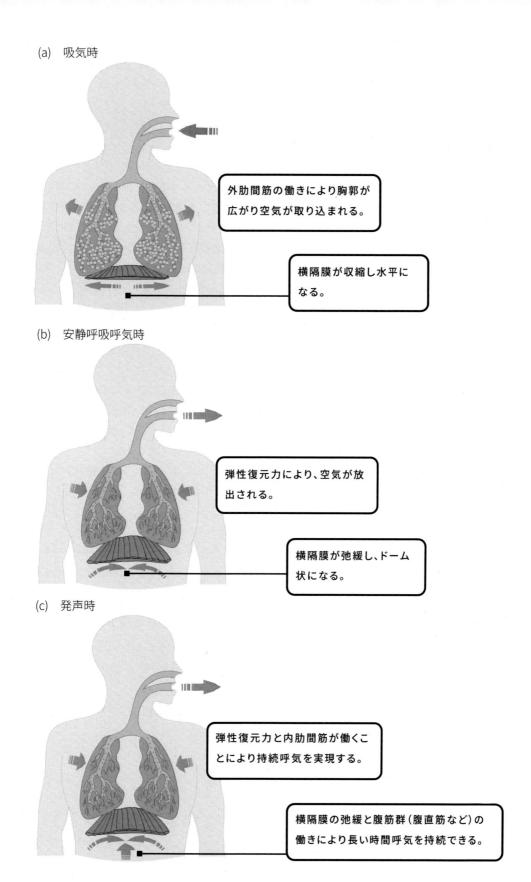

(a) 吸気時

外肋間筋の働きにより胸郭が広がり空気が取り込まれる。

横隔膜が収縮し水平になる。

(b) 安静呼吸呼気時

弾性復元力により、空気が放出される。

横隔膜が弛緩し、ドーム状になる。

(c) 発声時

弾性復元力と内肋間筋が働くことにより持続呼気を実現する。

横隔膜の弛緩と腹筋群(腹直筋など)の働きにより長い時間呼気を持続できる。

図2-4　呼吸と発声における筋活動の違い

積をより拡大させる。通常、息を吐くとき（呼気という）は、この拡大した胸郭が自然に縮小することによって行われる。このことを肺の弾性復元力と呼ぶ。このような安静時の呼吸の時と発声では、呼吸筋の使用が異なっている。持続的に発声を行なっている場合、最初は、肺の弾性復元力に対抗して外肋間筋と横隔膜が収縮し、適度な呼気を維持する。その後、呼気筋と呼ばれる内肋間筋と腹筋がはたらき始め呼気がさらに持続される。

　先に述べたように、声帯振動とは空気の疎と密になる変化を作り出すことである。声帯振動の源は、肺からの持続的呼気による声帯の開閉である。この際声帯を押し上げる呼気の力は、およそ5〜10cmH_2Oである。これは水が注がれたコップの水面から、5〜10cmの深さに刺したストローで、息を吹いて水中に泡を作る力と等しい圧力である。安静時呼吸では声帯は開大しており（ただし最大開大ではない）、発声時は声門が閉鎖され、適度な圧力で声帯が押し上げられる。発声では、吸気の時間は短く、呼気の時間は長い。したがって、発声では肺の弾性復元力だけではなく、一定の圧力で呼気を持続させるために呼気筋を働かせることが重要である。

　呼吸の神経支配は、安静時呼吸では脳幹部の最下部の延髄に中枢がある。これを呼吸中枢という。呼吸中枢は運動の司令を吸気筋に関わる運動ニューロンに伝えることができるもので、我々は、この働きにより無意識に呼吸運動を行うことができる。先に述べたように、安静時呼吸の運動と発声時の運動は大きく異なるため、神経回路も異なっていると考えられている[7]。発声には大脳の関与があり、発声という随意運動を実行するメカニズムが存在している。大脳から伝達された発声の命令は、脳幹部の延髄の上部である橋に入力され、小脳や延髄といった部位と連絡しながら適切な信号を吸気筋や呼気筋に関連する神経核へ伝え、意図したものに沿うような運動が出力される。

　IMSTDがターゲットとする痙性dysarthriaやUUMN dysarthriaでは、声量が低下することや発話が短くなることが観察される。しかし、これらのdysarthriaでは単純な呼吸機能の低下は観察できないとされる[8]。このようなタイプでは、腹部収縮筋の筋緊張異常を呈することが多く、当然呼気の持続に対して問題を引き起こしているものと推察されるが、この点における系統的研究は少ない。少なくとも、狭義の呼吸理学療法が発声と単純に直結しないことは明らかであり、IMSTDでは、より持続発声に焦点をあてたアプローチを行っていく。

引用文献
1）川上嘉明, 他. (2014).喉頭蓋の解剖学的特徴に基づく嚥下咽頭期における運動の実際―看護系教科書における記述への疑問と実態―. 東京有明医療大学雑誌, 6: 7-11.
2）Titze, I. R. (2008). Nonlinear source–filter coupling in phonation: Theory. The Journal of the Acoustical Society of America, 123(4), 1902-1915.
3）遠藤敦子, 他. (1986). 一側性大脳半球病変における麻ひ性 (運動障害性)構音障害の話しことばの特徴. 音声言語医学, 27(2), 129-136.
4）兵頭政光, 甲藤洋一. (2006). 内喉頭筋における筋紡錘および知覚神経終末. 日本気管食道科学会会報, 57(2), 84-90.
5）廣瀬肇, 他.(2001).言語聴覚士のための 運動障害性構音障害学.医歯薬出版.
6）城本修, 森一功. (1996). 発声時の仮声帯の内転運動に関する研究: 一側声帯麻痺例の臨床的検討. 広島県立保健福祉短期大学紀要, 1(1),111-118.
7）荒田晶子(2019). 呼吸の意識・無意識の切り替え― 発声・呼吸モードスイッチング機構―. 自律神経, 56(1), 14-18.
8）Freed,D.B. (2019).Motor Speech Disorders: Diagnosis and Treatmen, Third Edition. Plural Publishing.

IMSTD部位別アプローチ：喉頭・姿勢・呼吸

ここでは喉頭・姿勢・呼吸に対し、具体的な治療アプローチを紹介する。

概要

　持続発声に必要な呼吸筋への促通を姿勢への介入を通じて実現し、徒手的な甲状軟骨の位置補正を行い、安定した発声を形成する。

評価

1）最初に喉頭の位置の評価を行う【図2-5】。特に甲状軟骨の位置を3次元的に評価する。偏倚の程度によって胸部および肩の治療を優先すべきかを決定する。

2）座位姿勢の分析、触診からはじめ、次に肩部の評価に進む【図2-6】、【図2-7】。

3）追加的に胸部、特に肋間筋の筋緊張の評価を行う。

(a)　　　　　　　　　　　　　　　　　(b)

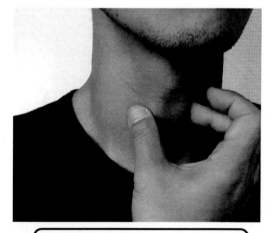

甲状軟骨の翼部【図2-3参照】を柔らかくつかみ、指の位置の左右差などを手がかりに甲状軟骨の位置をイメージする。

甲状軟骨の下部を触知し、甲状軟骨から胸部の筋緊張が強く甲状軟骨位置が下方へ偏倚していないか評価する。この際、頸部を触知し、胸鎖乳突筋の筋緊張の左右差を評価する。

図2-5　甲状軟骨位置の評価

(a)

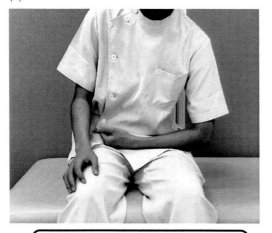

(b)

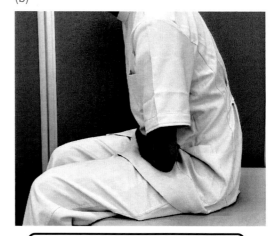

骨盤のアライメントは正面から左右差を触知にて評価し、腹部の筋緊張の左右差も評価する。肩・頸部についても触知し、左右差や筋緊張を評価する。

骨盤の後傾・前傾を触知にて評価する。次に背部の筋緊張と腹部・胸部の筋緊張の評価を行う。

図2-6　姿勢の評価

(a)

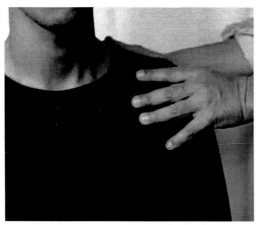

(b)

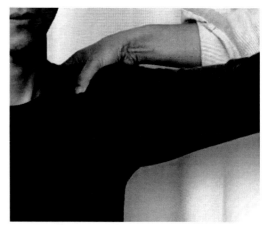

肩甲骨周囲の筋緊張とともに肩関節を触知し、亜脱臼の有無などを確認する。また、両側の肩部を触知し、左右差を把握する。

他動にて肩の側方挙上することで運動時の肩関節の動きを触知する。その際の胸部、頸部の筋緊張の変化についても触知しておく。

図2-7　肩部の評価

治療

・甲状軟骨翼部を母指と示指で側方から内方へ圧迫し、声質の改善がみられるかどうか確認し、さらに甲状軟骨をつかみ、やや弧を描くように前方、後方へ移動し、声質の改善がみられるかどうかも確認する【図2-8】、【図2-9】。

・声質の改善が見られた位置に甲状軟骨の位置を補正し、その状態で、顎引きに対し徒手抵抗を加え、喉頭を上方に固定する【図2-10】。

・その後、発声訓練としてストロー発声【図2-11】を行うことでさらなる嗄声の軽減を図る。

・座位姿勢、肩部、胸部の治療を行う【図2-12】、【図2-13】、【図2-14】。座位姿勢に関しては環境を整えることや骨盤アライメントの補正を行った上で、腹部収縮を促しながら持続発声を行う。肩周囲特に肩甲骨周囲に関してはモビライゼーションを行う。発声の際にリーチ・プッシング動作を取り入れ声門閉鎖を促すことを考慮して良い。胸部に関しては大胸筋、肋間筋のリラクゼーションを行う。

(a)

(b)

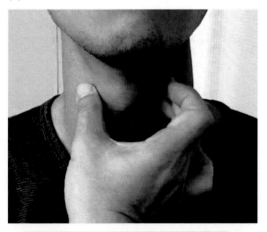

甲状軟骨をスライドさせるように左右位置を補正する。初めから大きく動かさず、良い発声が得られた位置で固定する。

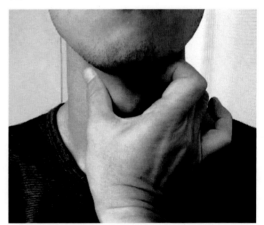

その後、翼部をひっかけるように甲状軟骨をローテーションする。ここでは回転方向を単純に捉えないようにする。

図2-8　甲状軟骨位置の補正

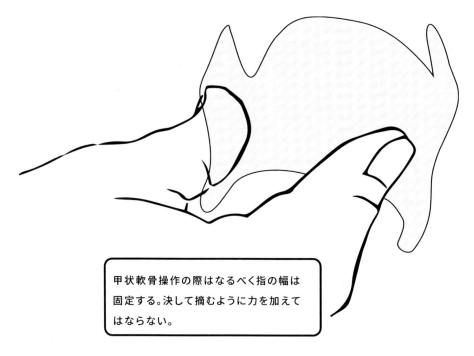

甲状軟骨操作の際はなるべく指の幅は
固定する。決して摘むように力を加えて
はならない。

図2-9　甲状軟骨操作時の指の形

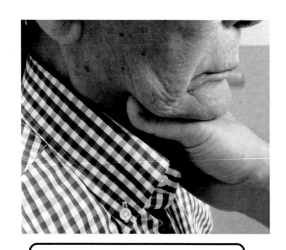

顎引きに対する徒手的抵抗は頭部屈曲
に追随するように円弧を描くように手の
スナップをコントロールする。この際の抵
抗はごく軽い力で良い。

図2-10　顎引きに対する徒手的抵抗運動

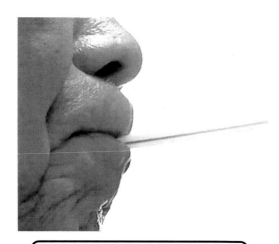

ストロー発声は楽な発声で行ってもらう。
ストロー径は発声が努力性になりすぎな
いような太さを選ぶと良い。口輪筋の閉
鎖が不十分な場合、次項の顔面筋へのア
プローチの後で施行しても良い。

図2-11　ストロー発声

(a)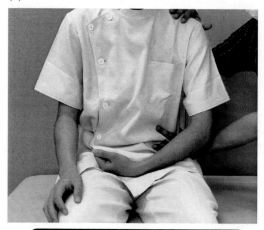

(b)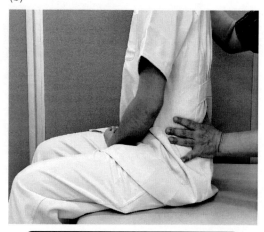

腹部の筋緊張が低い場合、肩からハンドリングし、用手的に腹部に圧迫を加える。この際に、発声を行いながら姿勢を整えると腹部筋群の促通が可能である。

肩と腰部全体をハンドリングし、骨盤を補正して腹部筋群と横隔膜がより働きやすくする。

図2-12　姿勢の治療

(a)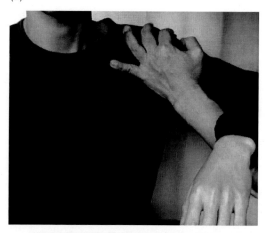

(b)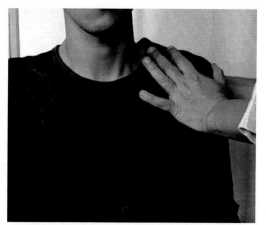

肩甲骨周囲の筋緊張異常の補正はモビライゼーションを基本として行う。写真は座位での肩甲骨モビライゼーションの位置場面である。

写真ではモビライゼーション後に肩関節に対してコンプレッション（圧迫）を加え、位置の固定を試みている。

図2-13　肩部の治療

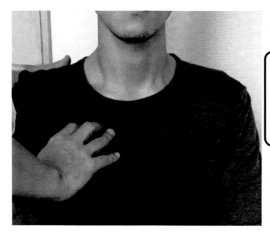

写真は肋間筋のストレッチを示している。肋間に指を立てるように触知し、そのまま圧迫ないし、やや下方へ肋間を拡大する。

図2-14　胸部の治療

ポイント

- 喉頭の位置補正は手技的に最も難しいものであり、言語化が難しいこともあり実技を通して習得するしかない。
- 姿勢が左右に崩れている場合は、頸部・体幹の筋緊張の関係が、同側に高い・低い場合もあれば、一側体幹が高く、対側頸部が低い場合もある。触診して評価することが重要である。
- ストロー発声は元々は鼻咽腔閉鎖機能不全の訓練として開発されたものであり、開鼻声がある場合積極的に行うことが推奨される。

NOTE⑤

dysarthriaにおける徒手的喉頭位置補正

　柴田[1]は、dysarthriaにおける発声の治療において、喉頭の位置調整と姿勢と発声の関係について記載している。喉頭の位置調節により発声が変わることは、耳鼻咽喉科領域での喉頭マニュアルテスト[2]として知られる手技の応用である。このような治療法はdysarthriaの治療技法として一般的であるとは言い難いが、古典的方法としては行われていた経緯がある。

引用文献)
1)柴田貞雄.(1975). 麻痺性構音障害. リハビリテーション医学全書11 言語障害 (笹沼澄子編).医歯薬出版.
2)平良達三, 他.(1986). 喉頭マニュアルテストと FunctionalAphonia. 耳鼻咽喉科臨床, 79(8), 1283-1289.

NOTE⑥

SOVTE

　近年音声障害の臨床ではSOVTE(Semi-Occluded Vocal Tract Exercises)、日本語訳では「声道の半狭窄を伴う音声訓練」が注目され、導入されている。これは発声時の声道内圧を高め、声帯振動の改善を目指すものである。代表例はストロー発声であるが、その他様々な手技がSOVTEとして再構成されつつある。IMSTDではストロー発声を主に導入したが、この点については他のSOVTEを取り入れても全く問題はない。SOVTEは喉頭の空間を広げることが示唆されており、この点で嚥下障害を併存している場合、導入を考慮する必要がある。

参考文献)
城本修, 他.(2021).発声発語障害学 第3版.医学書院.

dysarthriaにおける顔面運動

ここではdysarthriaにおける顔面運動障害の知識を深め、治療アプローチの前提となる事項を把握する。

dysarthriaにおける顔面運動障害

　顔面は、その人を表す重要な部位である。その機能は表情や言語、呼吸や嚥下など多岐にわたる。例えば、笑顔を作る場合、頬の筋が収縮して頬が上がる。対して、口の周りの筋は弛緩している。パの音を作る際には、頬の筋は緊張状態ではないが、口の周りの筋は緊張状態になり唇が閉じている。それにより口腔内に空気をためて、その状態のまま口の周りの筋を一気に弛緩することで「パッ」という雑音を出すことができる。唇をしっかりと閉じることなく少し開けた状態で息をだせば「フー」という雑音となる。したがって、パ行の音が

フに近い音になるときには、この口の周りの筋がうまく働いていないということになる。母音では、実際の会話では頬の筋や口の周りの筋は大きな動きを伴わないが、強調してウというときには口の周りの筋が収縮し、突き出され、強調してイというときには、口の周りの筋が弛緩し、頬の筋は収縮し唇が横に引かれる。日本語における母音の区別において、この頬の筋や口の周りの筋は、舌や下顎の運動ほど決定的な役割を果たしていない。ただ、これらの筋は、表情の表出において重要な役割を果たしている。我々の会話は、決して言

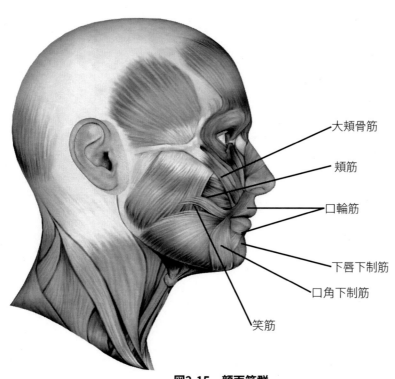

大頬骨筋

頬筋

口輪筋

下唇下制筋

口角下制筋

笑筋

図2-15　顔面筋群

語の情報のやり取りだけをしているわけではない、どういった状況で、どういった表情でその言葉を発しているのか、その言葉の意味はその言葉が表すものとは全く異なる意味を持つこともある。

　解剖学的には、口の周りの筋は口輪筋と言われ、頬の筋は大頬骨筋、笑筋、口角挙筋などが言語や表情形成に重要である。ここでの口角とは唇の両端を意味する用語である。このような筋群は、四肢の筋とは違い、筋紡錘が無かったり（あったとしても少ない）[1]、筋の走行で一方が骨に付着していないものであったりする。筋紡錘が無いということは、筋の状態に対するフィードバックは四肢とは違うということを意味してるが、そのフィードバックの詳細については現在のところ確定的なものはない。仮説として、筋紡錘以外の筋の受容器を想定するものと皮膚の受容器を想定するもの、そしてその両方を想定するものに分かれている。筋の受容器に関する明確な証拠はなく、皮膚の受容器に関しても証拠は少ないが、少なくとも皮膚が変形することはフィードバックの一端を担っているようである[2]。口輪筋は皮膚に始まり、唇の粘膜に終わる筋であり、口角挙筋は上顎骨と眼窩に始まり、口角を構成する筋に終わる。四肢を動かす筋は骨に始まり、骨に終わるが、顔面の筋群は多くが皮膚に終わることから皮筋と呼ばれており、皮膚の状態が筋の運動制御にかかわっていることには合理性がある。

　このような顔面の筋群における神経システムは、構音を含む運動システムと感情を表出する運動システムに分けて考える必要がある。構音を含む運動システムは、中心前回の運動野にある上位運動ニューロンの神経細胞体から出る神経線維が脳幹部にある顔面神経核に信号を伝達し、顔面神経を通じて顔面の筋群を動かすものである。感情表出については、帯状回からでる神経線維が脳幹部にある顔面神経核に信号を伝達するものである[3]。顔面の筋群は、顔面下部を一つの側の大脳が制御し、顔面上部を両側の大脳が制御する。したがって、一側の脳卒中では、その病変部位とは逆側の顔面下部の運動麻痺が出現する。顔面筋には筋紡錘がないため、その病態は弛緩性となる。両側の脳卒中では、表情が固定されたような状態となり、全体的な動きがなくなる。この場合、顔面を触ると非常に硬くこわばっている。一側性の脳卒中でも、両側の脳卒中でも、また脳幹部の病変であっても、言語を発する場合の動きと感情を伴った動きには差があることが良く経験される。多くの場合、患者は感情表出の方がよく動く。

　よく知られているベル麻痺を代表とする末梢性顔面神経麻痺、つまり、顔面神経の障害は研究や報告も多く、リハビリテーションの方法も多く検討されている。対して、中枢性顔面神経麻痺、特に脳卒中後の顔面神経麻痺は、研究や報告が乏しい分野である。脳卒中後の容姿における変化は、男女問わずショックを受けるものと推察されるが、その点についての調査は乏しい。前述のように、顔面がその人を表す重要な部位であり、会話の上でも表情が果たす役割は決して少なくないため、言語聴覚療法において中枢性顔面神経麻痺に対するリハビリテーション手技を開発することは、多面的な意味で重要である。本書でのアプローチは顔面筋の皮膚と筋の刺激という新しい観点からのアプローチである。

引用文献
1）Van der Merwe, A. (2009). A theoretical framework for the characterization of pathological speech sensorimotor control. Clinical management of sensorimotor speech disorders ,Second Edition, 3-18.Thieme Medical Publishers .
2）佐々木光美. (2018). 表情と情動. 東京医科大学雑誌, 76(2), 219-223.
3）栢森良二. (2017). 顔面神経麻痺のリハビリテーション第2版.医歯薬出版株式会社.

IMSTD部位別アプローチ：顔面

ここでは顔面筋群に対し、具体的な治療アプローチを紹介する。

概要

　発音時の顔面筋群に対し、徒手にて対称的、かつ弱い体性感覚フィードバック刺激を加えることで、発声時の顔面筋群の筋緊張異常の改善を図る。

評価

1）表情筋の内、発音時の口のすぼめ（やや強調した /u/ の発音）で口輪筋の動きを評価する【図2-16a】。この際、不満の表情の口すぼめを行い、動きを比較する。

2）口唇の引き運動は、発音時の横引き（やや強調した /i/）と笑顔の動きを比較する。

3）顔面筋の筋緊張の評価は外側から触知するだけではなく、内側からも行う【図2-16b】。特に口輪筋の筋緊張は運動時に触知することも重要である。

(a)

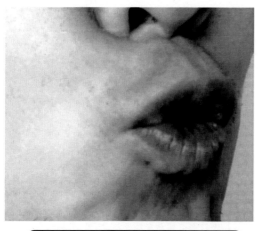

発声時の口すぼめでは左右の偏倚を視診し、オトガイ部の筋緊張の亢進などを触知する。

(b)

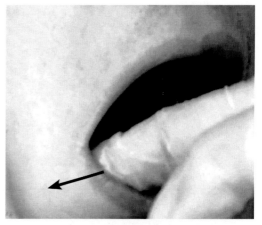

頬部内側から口輪筋の筋緊張を触知している様子。このまま内側から頬部の筋も触知する。

図2-16　顔面筋の評価

治療

- 患者が /i/ の発声を開始すると同時に用指的に口角を横方向・斜め上方にごく軽い刺激を加える【図 2-17a】、【図 2-18a】。同様に /u/ の発声時にはつまむように刺激を加える。両側で刺激を加えながら自然な速度で繰り返し行う【図 2-17b】、【図 2-18b】。
- 評価において、発話時と感情表現が差がある場合、上記の運動を笑顔、あるいは不満の表現を作ってもらい同様の刺激を加える。この運動は繰り返し運動は行わない。
- 上記運動の前刺激として口腔内から刺激を加える方法も考慮する。これは【図 2-16b】と同様に口腔内から圧迫する刺激を取り入れる。
- 追加的手技として、口腔に空気を溜めること（口腔溜気）を行うこと考慮する。さらに口唇閉鎖に左右差がある場合、左右頬部に口腔溜気を行う【図 2-19】。
- 顔面神経麻痺が重度で全く筋の収縮が見られない場合、【図 2-20】に示すようなテーピングにて持続収縮をかけると改善が見られる場合がある。
- 咀嚼筋の運動の促通手技は現時点ではないため、伝統的な咀嚼訓練（ガムを使用するなど）を取り入れても良い。その場合、顎の偏倚を徒手的に抑止する必要がある。

(a)

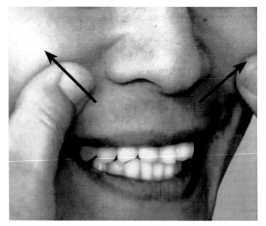

強調した/i/発音時の促通。矢印の方向に軽い力で押し上げる。

(b)

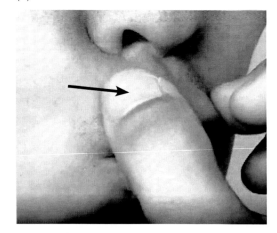

強調した/u/発音時の促通。用指的につまむ様に刺激を加える。口唇の動きに追随し、手前に引きながら促通する。

図2-17　顔面筋の促通手技①

(a)

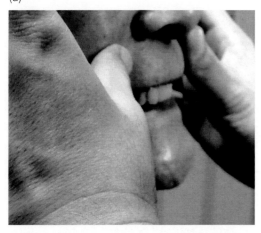

/i/発音時に刺激を加えている様子を横
方向から写したもの。軽い力で押し上げ
ているが単純に上方向に押しているわけ
ではないことに留意する。

(b)

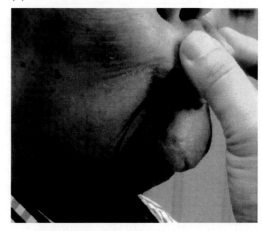

/u/発音時に刺激を加えている様子を横
方向から写したもの。

図2-18　顔面筋の促通手技②

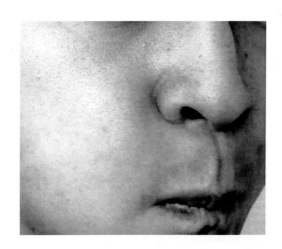

口腔溜気は単純に空気を口腔に溜める
ことや一方の頬に空気を溜めるなど様々
な方法で行う。口唇の閉鎖が不十分な場
合用指的に介助する。

図2-19　口腔溜気

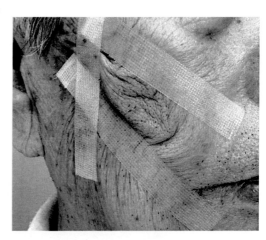

安静時顔面筋の筋収縮が乏しい場合、
テーピングにて吊り上げることを考慮す
る。

図2-20　顔面へのテーピング

dysarthriaにおける舌運動

ここではdysarthriaにおける舌運動障害の知識を深め、治療アプローチの前提となる事項を把握する。

dysarthriaにおける舌運動障害

　舌は、筋のみで構成される非常に動きの自由度が高い器官である。人体の中で舌のような動きの自由度が高い器官は見当たらない。舌は顎の運動と協調し、舌の位置や形状を変えたりすることで、音の響きを変化させる。例えば、母音は舌の位置と下顎の開き具合で基本的に分かれる。特に舌の上下の動きが大きく、これが他の動物には見られない母音の多さとしてあらわれている。また、舌を口腔上部の口蓋につけ閉鎖した後に開放し雑音を作ること（言語的音ではないが舌打ちの音などが近い音になる）、あるいは狭めを作り息をだす（例えば「シー」と声を出さずにいうことなど）ことによって、多彩な子音を生み出す。舌は、明確な境界はないものの、前方から前舌・中舌・奥舌と分けられている【図2-21】。前述の母音を例にとれば、前舌と口蓋が接近して作り出される母音がイの音であり、奥舌と

口蓋が接近して作り出される音はオの音である。また、舌が低い位置で、かつ下顎が下がることで構音時に口腔の容積が大きくなるとアの音となる。舌あるいは顎は声道の形状を変化させることにより、共鳴する周波数を変えている。これが、母音の区別をもたらしているのである。したがって、声の質ではなく母音が曖昧に聞こえる場合にはこの二つの部位、特に舌の動きに問題がある。

　神経システムとして舌の運動をとらえると、舌は大脳皮質から発した信号が脳幹部に伝達され、延髄にある舌下神経核から舌下神経と呼ばれる神経線維束を通じて動かされる。舌を構成する筋には、舌の形状を変化させる内舌筋と舌そのもの位置を変化させる外舌筋がある。内舌筋はその走行方向と部位に応じて、上縦舌筋・下縦舌筋・横舌筋・垂直舌筋に分けられている。

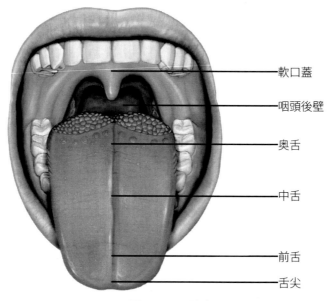

軟口蓋
咽頭後壁
奥舌
中舌
前舌
舌尖

図2-21　口腔内の部位

特に上縦舌筋は、舌の先（これを舌尖という【図2-21】）が挙上するときや舌が左右に動く際には重要となる筋である。対して、下顎の運動を支える筋群は、咀嚼筋群と呼ばれる筋群である。咀嚼筋群は、通常緊張状態にあり、下顎の挙上を支えている。下顎が下制する場合、これらの筋群が弛緩し、重力により下顎が顎関節を軸に解放される。舌とは違い関節運動ではあるが、関節を軸に上下のみではなく左右にも動くことが特徴である。通常、構音において顎の左右運動が必要な音は存在しないが、構音の発達上、誤って左右運動が構音に取り入れられる場合は異常な所見となる。神経システムとして下顎の運動をとらえると、大脳皮質から発した信号は脳幹部に伝達され、三叉神経運動核を通じて三叉神経の第3枝の下顎神経を通じて咀嚼筋はコントロールされている。構音を含めた舌運動は舌下神経だけではなく、近年三叉神経の関与も考えられており[1]、舌運動だけではなく下顎との協調性も重要である。

患者が構音時に「舌がもつれる」といった感想をもつとき、われわれは以下のことを留意しなければならない。構音は最終的にそれぞれの器官の時間軸上に表現できる位置軌道とオン・オフで表現できる運動発現のタイミングによって実現される。例えば、「た」と発音する場合、舌は舌尖が挙上し口蓋と接触し、下がる。同様に下顎も挙上した後、下制する。声帯は舌尖が下降する際に閉鎖され、声帯が振動する。呼気は声帯の振動前、舌尖と口蓋が接触した時には運動が開始されている。この運動の実現はミリ秒単位の調整である。舌の運動障害をもつdysarthria患者では、このような早い連続運動がスムーズに実現できないことや、そもそもその位置に達しないことから、自分の思った通り話せないという感覚におちいるのだと推察できる。

舌や下顎の運動障害は、舌運動や下顎運動を司る運動野にある上位運動ニューロンの神経細胞体や神経線維の障害によるものと、脳幹部にある下位運動ニューロンの神経核や筋へ至る神経線維や神経と筋の接合部の障害では症状が異なる。前章であったとおり、この二つは痙性や弛緩性という異なる筋緊張異常が考えられるが、舌の筋群においても咀嚼筋群においても筋緊張異常、特に筋緊張亢進がどの程度構音に影響するのかはよくわかっていない。舌筋群には筋紡錘が多く[2,3]咀嚼筋群にも筋紡錘が多い。両側性の上位運動ニューロン障害では、古くから舌が丸くなる状態が記載されており[4]、筋紡錘の有無から推察するに、これは舌の筋緊張が高くなった状態と推察できる【NOTE⑦】。舌は左右で、その反対側の大脳が制御を担うため、一側の脳卒中では、その反対側に運動麻痺がおきる。対して、咀嚼筋は両方の大脳が制御にかかわる。咀嚼筋の筋緊張亢進は、開口障害となり、この状態が両側性の脳卒中でおこるとされている。

ここまでが、舌や下顎における問題点を評価・治療するうえで念頭に置くべき知識である。

引用文献
1) Saigusa, H.,et al. (2006). Nerve fiber analysis for the lingual nerve of the human adult subjects. Surgical and Radiologic Anatomy, 28(1), 59-65.
2) 根岸孝康. (1978). ヒトを含む霊長類の舌筋分化と筋紡錘分布. 口腔病学会雑誌, 45(2), 364-381.
3) 三枝英人. (2007). Dysarthria への対応―QOL の向上を含めて―構音器官の運動性から考える―その評価法と新しい Dysarthria 治療の可能性―. 音声言語医学, 48(3), 231-236.
4) 椎名英貴, 他.(2002).運動性構音障害 (アドバンスシリーズ・コミュニケーション障害の臨床).医歯薬出版.

NOTE⑦

UUMN dysarthria における舌の筋緊張異常

脳卒中後の舌の筋緊張異常の報告は非常に乏しい。UUMN dysarthria では従来から舌一側の筋緊張異常による舌運動（特に前舌）の非対称が要因であると仮定されていた。しかし、Bressmann ら[1]は、一側性脳卒中後の舌運動障害を超音波検査により調べた結果、前舌運動の非対称性より舌の変形に障害が大きいことを見出した。このことはUUMN dysarthria での舌の運動障害が、単純な筋緊張異常というよりも、より複合的な運動システムの障害である可能性を示している。

引用文献）
1) Bressmann, T., et al. (2015). An ultrasound investigation of tongue shape in stroke patients with lingual hemiparalysis. Journal of Stroke and Cerebrovascular Diseases, 24(4), 834-839.

IMSTD部位別アプローチ:舌

ここでは舌筋群に対し、具体的な治療アプローチを紹介する。

概要

　　舌筋群に対し、舌の位置補正を行った上で運動時に体性感覚フィードバック刺激を加えることにより、舌の運動速度低下や運動範囲制限、舌の変形困難などの運動障害に対し改善を図る。

評価

1) 口腔内を観察し、舌の形状を評価する。丸まっている状態で咽頭壁が観察できない場合は筋緊張が高い場合が多い。逆に咽頭壁が健常者より観察しやすい場合は筋緊張が低い場合が多い。

2) 舌の前面、奥、左右に関して筋の緊張状態を用指的に触知にて評価する。

3) 同時に顎の開閉運動も評価し、開口時や閉口時、そして舌の左右運動時に偏倚があるかどうか触知にて評価する。

(a)

(b)

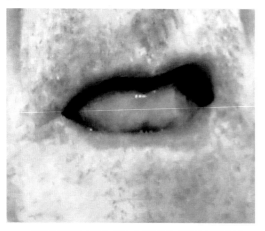 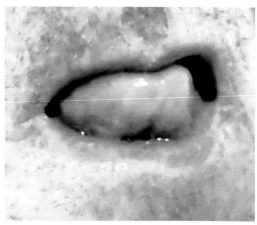

筋緊張が高く、安静時の舌の形状がやや丸くなっている状態。ここから触診し、筋緊張の不整を部位別に判定する。

挺舌時の範囲だけでなく、舌の変形の有無、舌体そのものの移動の有無を評価する。写真は不十分ながら舌の変形のみ得られている様子である。

図2-22　痙性dysarthriaにおける舌の評価
(a)安静時、(b)挺舌時

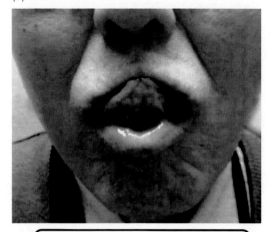
(a)

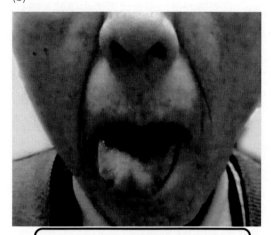
(b)

舌の上方運動においては、舌の変形性などを評価し、頸部の伸展などの代償の有無も評価する。

舌の下方運動では左右の偏倚などを評価する。写真は右方向へ偏倚している様子である。

図2-23　UUMN dysarthriaにおける舌上下運動の評価

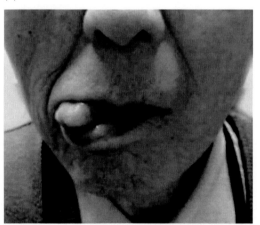
(a)

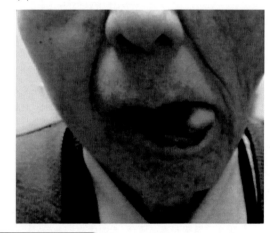
(b)

（a）と（b）を比較すると左方向運動時の舌の位置がやや低く、下顎の偏倚を伴っている。この場合、徒手的に下顎を押さえ、舌・下顎の分離運動を評価する。

図2-24　UUMN dysarthriaにおける舌左右運動の評価

治療

- 開始前に舌の筋緊張が高い場合、用指的にバイブレーションを加える【図 2-25】。舌の筋緊張が低い場合は舌の中央部を軽くタッピング、あるいは圧迫する。
- 口腔底に指をいれ上方に位置を補正する【図 2-26】、【図 2-27】、【図 2-28】。
- 次に挺舌時の舌尖形成を行う【図 2-29】。示指と母指を用い、少ない面積で抵抗を加える。舌圧子を用いて良いが、接触面積を少なくするため直角に立てるなど工夫する。
- 舌の上下運動の促通は、上方向に舌が動く直前に中舌（場合によっては中舌から前舌の境界部）を押す様にタッピングを加える【図 2-30a】、【図 2-31a】。次に下方向へ舌が動く直前に舌下面に下から上方向の刺激を加える【図 2-30b】、【図 2-31b】。これを患者の運動リズムにあわせ繰り返し行う。
- 舌の左右運動の促通は、患者が左右の運動範囲（その患者における最大の運動範囲）に達した瞬間に舌側面をすくい上げる様に刺激する【図 2-32】、【図 2-33】。その直後に患者は達した運動方向とは逆方向に向けて舌移動を開始する。これを患者の運動リズムにあわせ繰り返し行う。

※左右運動で顎が偏倚する場合、徒手的に偏倚を抑止する。

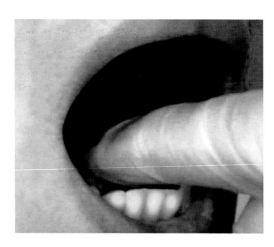

舌の筋緊張が高い場合、舌の中央部を示指などで軽くバイブレーションを加える。

図2-25　舌の筋緊張が高い場合

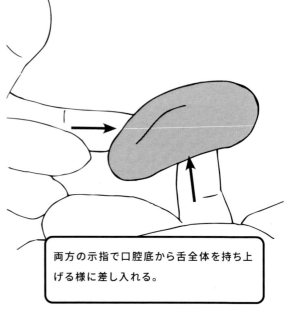

両方の示指で口腔底から舌全体を持ち上げる様に差し入れる。

図2-26　舌の位置補正①

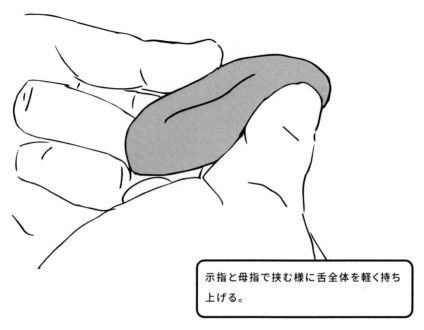

示指と母指で挟む様に舌全体を軽く持ち
上げる。

図2-27　舌の位置補正②

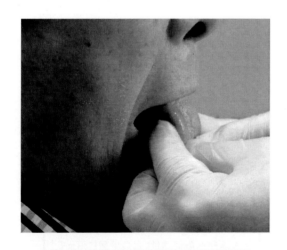

母指を手前に引きながら、てこの原理を
用い示指で舌全体を更に引き上げる。

図2-28　舌の位置補正③

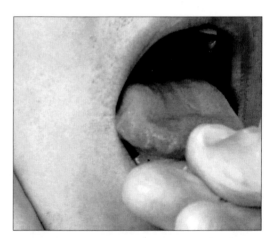

示指で舌尖を持ち上げ、母指で舌尖部と
の接点を作り、そのまま挺舌してもらう。
舌尖部との接触面積を少なくするよう母
指の角度を調整する。

図2-29　舌尖形成

(a)　(b)

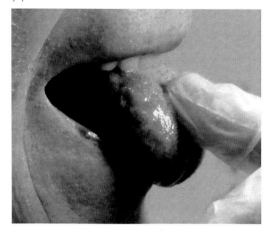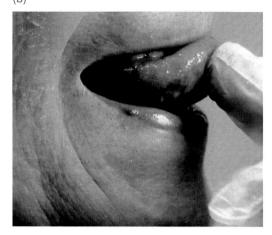

舌が上方に動き出す瞬間に中舌から前
舌の範囲をターゲットにタッピングを行
う。

舌が下方に動き出す瞬間に舌の下面を
撫でるような刺激を加える。

図2-30　舌上下運動時の促通手技

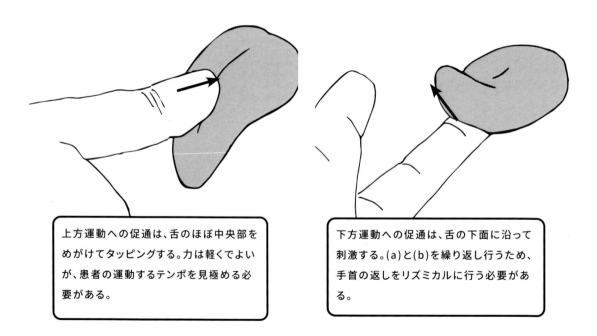

上方運動への促通は、舌のほぼ中央部を
めがけてタッピングする。力は軽くでよい
が、患者の運動するテンポを見極める必
要がある。

下方運動への促通は、舌の下面に沿って
刺激する。(a)と(b)を繰り返し行うため、
手首の返しをリズミカルに行う必要があ
る。

図2-31　舌上下運動時の促通手技(模式図)

(a)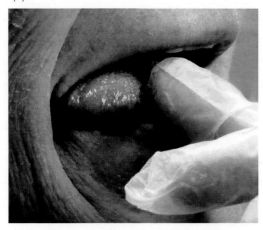

(b)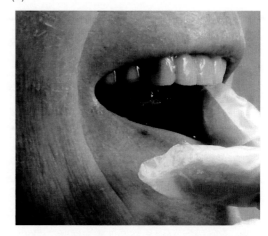

舌が右方向の運動範囲に達した瞬間に、左側の舌側面をすくい上げるように刺激を加える。

左方向も同様に行う。この際、下顎の偏倚がある場合は用手的に下顎を固定する。

図2-32　舌左右運動時の促通手技

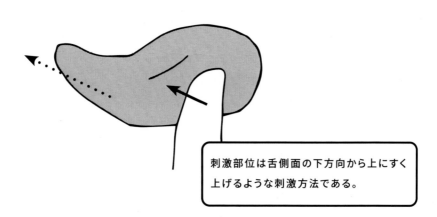

刺激部位は舌側面の下方向から上にすくい上げるような刺激方法である。

図2-33　舌左右運動時の促通手技（模式図）
破線は舌の運動方向である。運動範囲に達してから舌側面に刺激を加える。

ポイント

- 舌の上下左右運動の促通手技は慣れないうちはゆっくりとしたテンポで行っても良い。
- バイトブロックは運動が不自然になるので使用しない。
- 舌の筋緊張が高い場合、舌の位置補正は痛みを伴うことが多く、最初から無理に引き上げず舌下面に指を挿入することから始める。

NOTE⑧

dysarthriaにおける舌運動促通手技

dysarthriaにおける舌運動促通手技は、IMSTDが初めて触れたものではない。かつて西尾[1]は、舌運動の治療に舌根部からのタッピングが有効であった慢性期dysarthria患者の一例を示しており、舌筋の徒手刺激による運動促通は古くから行われている。しかし、これは手技に関する具体的記載に乏しいため、一般的に流布しているとは言い難い。IMSTDはこのような古典的な手技の体系化という意味で「統合的」と名乗っている。

引用文献)
1)西尾正輝. (1993). 慢性疾患の障害モデルに基づいた Dysarthria のスピーチ・リハビリテーション. 音声言語医学, 34(4), 402-416.

NOTE⑨

姿勢制御と舌運動

三枝[1]は舌根の高さで横舌筋と上咽頭収縮筋・舌咽頭部とが連続した構造体を形成することを見出し、この構造体内において舌根に近い横舌筋の筋紡錘が豊富であり、これに直行する舌根部のオトガイ舌筋にもまた筋紡錘が豊富であることを示した。さらに、姿勢を変えても発音の音響的結果は変化しないが、筋の活動パターンが変化していることから、少なくとも舌根部ではオトガイ舌筋と横舌筋—上咽頭収縮筋・舌咽頭部が相補的協調性と反射性制御を併せ持つものと結論している。舌運動と姿勢との関係は複雑で、今後姿勢の調整手技(例えばリクライニング位をとることなど)を訓練にとりいれることでさらなる治療手技の発展も考えられる。

引用文献)
1)三枝英人. (2007). Dysarthria への対応―QOL の向上を含めて―構音器官の運動性から考える―その評価法と新しい Dysarthria 治療の可能性―. 音声言語医学, 48(3), 231-236.

反復回数・プログラムの施行順・発話訓練

ここではIMSTD全体の反復回数や部位別プログラムの施行順、IMSTD直後の発話訓練について述べる。

反復回数と部位別プログラムの施行順

- 各手技の反復回数は各 10 回1セット、計3セット行うことを基本とする。
- 各部位別プログラムの組み立ての基本は①姿勢の補正・喉頭の位置調節②顔面運動③舌運動の順とするが、患者の状態に合わせてこの順番は変更するべきである。
- 術者は、一つのセッションの中で良い変化を目指すべきであり、まったく変化がない場合は、もう一度全身の評価を見直し、その原因を追求すべきである。見落としの最たるものは、姿勢の評価である。治療は初めの視診から始まっていることをこころがけ、短時間で効果を出すことを常に意識する必要がある。

IMSTD後の発話訓練について

- IMSTD の一連のプログラムの直後、必ず発話を伴う訓練を行う必要がある。
- 訓練素材については IMSTD で限定することはなく、患者の重症度にあわせて行う。
※ただし、単音節や無意味語を使用した音読・復唱はほとんど意味がなく推奨しない。
- あくまでも自然なスピードでの発話を促し、無理にテンポを落とすことは推奨しない。これはフィードフォワード制御での発声発話運動の促進という観点からのものである。

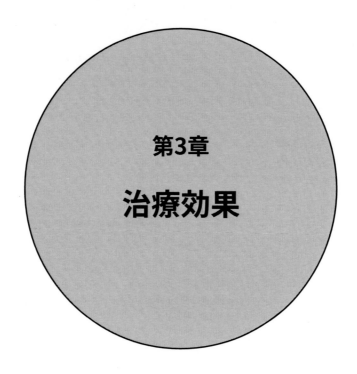

第3章

治療効果

画像での評価と音声の記録

IMSTDの効果判定において推奨する評価方法を紹介する。

評価

IMSTDでは、画像評価として以下の項目を実施することを推奨している。

1) 安静時の顔写真

2) 笑顔の表出時の顔写真

3) 口唇横引き時の顔写真

4) 挺舌時の写真（あるいは動画）

5) 舌の挙上時の写真（あるいは動画）

※口唇から前に出して上唇に触れる。

6) 舌左右運動時の写真（あるいは動画）

このような項目は既存の検査では行われないが、視診による筋緊張の程度や代償運動の有無など様々な観点から分析できるため有用である。また、このような素材をバイオフィードバックの一環として使用することも可能である。留意事項として顔との距離は一定に保つためにカメラからの位置を記録しておくことも考慮する。

さらに、音声の記録として以下の項目を実施することを推奨している。

7) 単母音発声 /a/ の持続

8) /pa/ の反復

9) /ta/ の反復

10) /ka/ の反復

11) /pataka/ の反復

※8）から11）はできるだけ早くおこなってもらう。8）から11）はいわゆるオーラルディアドコキネシスとして知られている検査項目である。

12) 短文音読（例えば「北風と太陽」）

これらの記録は、静音環境下でしっかりとしたマイクロフォン（コンデンサーマイクなど）を使用することが必要である。治療前後で比較する際は、マイクと口唇の距離を一定にすることや、単母音発声などでは複数回記録を行うことも重要である。

NOTE⑩

録音に関する留意事項

dysarthria症例の音響分析に対し、ハードルとなっているのは録音機器の選定である。臨床上無音響室や十分な防音が施された部屋で録音できるとは限らない。特に感染対策上換気が優先される場合、ある程度の雑音環境での録音もやむない状況が生まれつつある。機器の選定に関しては細川はマイクの種類（ダイナミックマイク・コンデンサーマイク）や音響分析ソフトで違いが少ないことを報告している[1]。

また、雑音に比較的強いセッティングとして、榊原は無指向性のヘッドセットマイクの使用を推奨している[2]。感染対策が必要な状況が続くことが想定されるため、今後機器選定に関しては十分な検討が必要となってきているといえるだろう。

引用文献）
1)細川清人, 他. (2016). 音響分析の概念と実際. 喉頭, 28(2), 78-87.
2)榊原健一, 他. (2020). 利用価値の高い音声データの録音手順. 日本音響学会誌, 76(6), 343-350.

画像での治療効果判定

ここではIMSTDの効果判定の例示として顔面・舌のそれぞれの所見を示す。

顔面の評価と治療結果の解釈

　IMSTDの治療前後の結果の一部を【図3-1】に示す。安静時の顔面では鼻唇溝や口唇の平行性が評価対象となるが、咬合などによっても変化することを考慮にいれて評価する。これらの詳細な評価のポイントは、次章の症例①で示すこととする。

(a)

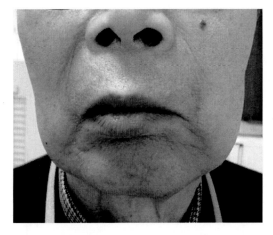

左鼻唇溝が浅く、口角の下垂も見られる。口輪筋は筋緊張が低下しており、やや口唇が厚い印象である。

(b)

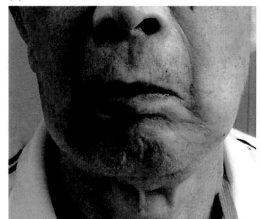

治療開始から3ヶ月後の顔面所見である。口輪筋の筋緊張が高まり、左鼻唇溝もしっかりと確認できる。

図3-1　慢性期UUMN dysarthriaにおける安静時顔面所見
IMSTD開始時、発症から10ヶ月が経過した右被殻出血後の症例
(a)開始時、(b)3ヶ月後

舌の評価と治療結果の解釈

　IMSTDの治療前後の結果の一部を【図3-2】に示す。舌運動では写真や動画に残すことによって、舌の可動域だけではなく、舌の筋緊張の程度などを推察することができる。これらの詳細な評価のポイントは、次章の症例①で示すこととする。

(a)

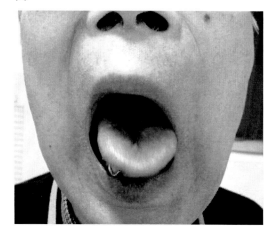

挺舌時、舌尖形成がなくそのまま前方移動している。全体的に筋緊張が低い様子が写真からも判定できる。

(b)

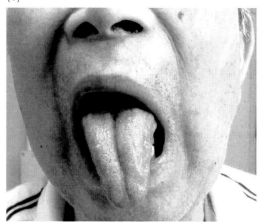

治療開始から3ヶ月後の顔面所見である。筋緊張が明らかに高まり、しっかりと舌尖形成を伴う舌の変形が確認できる。やや左側に偏倚しているが、ここまで改善が得られて左右の非対称性が明らかになることがある。

図3-2　慢性期UUMN dysarthriaにおける挺舌時所見
IMSTD開始時、発症から10ヶ月が経過した右被殻出血後の症例
(a)開始時、(b)3ヶ月後

音響分析

ここではIMSTDの効果判定として、あるいは病態理解の手がかりとして音響分析を利用する方法を例示する。

音響分析①：狭帯域サウンドスペクトログラムと振幅スペクトル

　IMSTDの治療効果の例示として、単母音発声時の狭帯域サウンドスペクトログラムを示す。サウンドスペクトログラムは、周波数と時間的変化、そして、振幅という3つの情報を表示するものである。縦軸を周波数、横軸を時間、そして振幅の大きさに応じて色が濃く表示される。このサウンドスペクトログラムは、一般的に「声紋分析」として知られるものである。サウンドスペクトログラムは狭帯域と広帯域の2つの表示方法があるが、このうち狭帯域サウンドスペクトログラムは、声帯振動の評価に適している表示方法である。

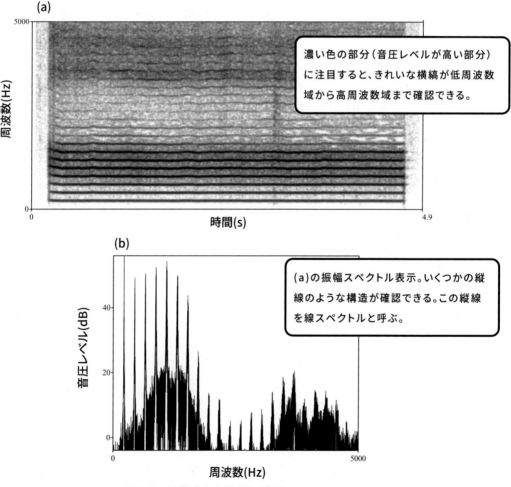

濃い色の部分（音圧レベルが高い部分）に注目すると、きれいな横縞が低周波数域から高周波数域まで確認できる。

(a)の振幅スペクトル表示。いくつかの縦線のような構造が確認できる。この縦線を線スペクトルと呼ぶ。

図3-3　健常成人女性の/a/発声
(a)狭帯域サウンドスペクトログラム、(b)振幅スペクトル

先に述べたとおり、声帯の振動により喉頭原音と呼ばれる音が作られる。ここで、単に周波数、振幅、位相といった要素で定義できる単純な音を純音とする。この純音は、聴覚検査で聞かれるような「ピー」や「ビー」といった非常に単純な音である。このような純音を組み合わせることであらゆる音を表現することができる。ここで喉頭原音に話を戻すと、ここでの音の構成は整数倍の純音からなる音である。【図3-3a】は健常成人女性の単母音発声/a/の狭帯域サウンドスペクトログラムである。【図3-3a】でみると、きれいな横縞が観察できる。この横縞は単純にその周波数帯域でのみ音が観察できることを示している。

ここで単純に縦軸を音圧レベル、横軸を周波数だけを考える。この表示を振幅スペクトルと呼ぶ【図3-3b】。この表示では時間軸は圧縮されている。この表示では縦線のような構造と連続した構造を見分けることが重要である。前者を線スペクトルと呼び、後者を連続スペクトルと呼ぶ。

話を狭帯域サウンドスペクトログラムに戻すと、横縞の構造がすなわち線スペクトルの構造であることに気づくことができる。これらの横縞の構造を調波構造と呼ぶ。この調波構造が崩れた場合、つまり、連続スペクトルとなった場合、ある種のノイズとして観察できる。ノイズは純音と違い、様々な周波数帯域の音を含

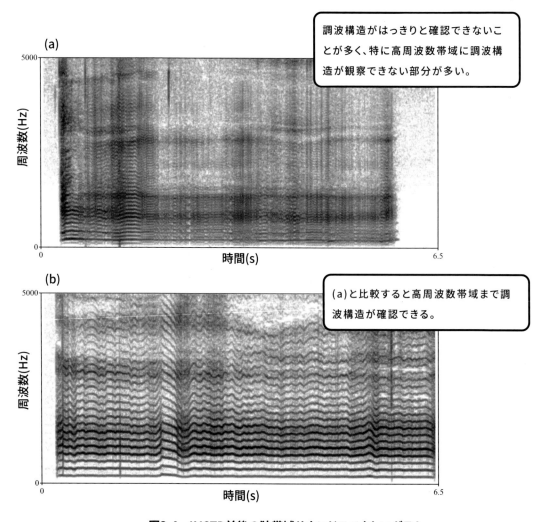

図3-4　IMSTD前後の狭帯域サウンドスペクトログラム
慢性期UUMN dysarthria（女性、60代）の症例
(a)IMSTD開始前、(b)IMSTD施行後3ヶ月後

む音を指す。呼気がうまく声帯振動に変換されず、つまり、喉頭原音とならない場合、その声帯振動に変換されなかった呼気は乱流となり、ある帯域では縞を描かない濃い領域として描き出される。

IMSTDの結果を【図3-4】に示す。この症例は右視床出血後22ヶ月が経過した症例である。IMSTD開始前は調波構造が確認できず、高周波数帯域に連続スペクトルが観察される。このような場合、聴感上気息性嗄声として聴取されることが多い。IMSTD施行後では調波構造が確認でき、連続スペクトルの成分は減じていることが観察できる。

同症例においてIMSTDの結果を振幅スペクトルでも確認する。【図3-5a】では線スペクトルが確認できず、多くの部分で連続スペクトルとなっていることが観察できる。IMSTD施行後の【図3-5b】では、低周波数帯域で、線スペクトルが観察されている。

本書では、嗄声の判定でよく使用される聴覚的印象の判断をあえて記載していない。これはビジュアル面で効果を示すためであり、聴覚的判定を否定するものではない。言語聴覚士の臨床では現状このような音響分析を施行しているとは言い難いが、音の物理現象としての治療効果をこのように可視化できることが容易になってきた現在、ソフトウェアを駆使した臨床により、患者へより具体的効果を示すことができれば、動機づけなどでメリットが多いのではないかと考えている。本書の音響分析で使用するソフトは無料のPraatというソフトウェアである。安価であるが高性能な録音機器が発売されており、特別な分析機器ではなく一般的なPCで手軽にこのような分析ができることは、臨床を変えるよい機会が訪れていると考えることもできる。

このように、狭帯域サウンドスペクトログラムと振幅スペクトルを用いて声帯振動について情報を得ることができ、IMSTDの効果として声質が改善することが例示された。

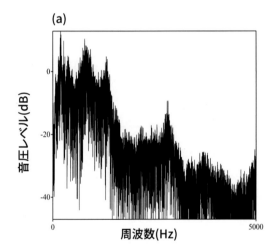

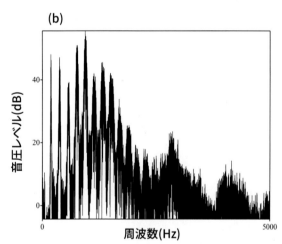

連続スペクトルが多く、線スペクトルが確認できない。

(a)と比較すると低周波域に線スペクトルが確認できる。

図3-5　IMSTD前後の振幅スペクトル
慢性期UUMN dysarthria（女性、60代）の症例
(a)IMSTD開始前、(b)IMSTD施行後3ヶ月後
※(a)と(b)は音圧レベルの表示範囲が異なることに留意する。

注記
　この章における音声録音はコンデンサーマイクロホン（AT-2020）、オーディオインターフェイス（Focusrite Scarlett Solo 2G、ゲイン固定）、マイクと口唇の距離は15cmと一定とした。録音ファイルは44.1Hz、16bit、フォーマットはWAV形式にて記録した。

音響分析②：基本周波数軌道

前項では狭帯域サウンドスペクトログラムや振幅スペクトルを用いて声帯振動を評価したが、ここでは声の高さに関連する基本周波数について解説し、症例の改善例の解説を行う。

音声の基本周波数は、声帯振動の周期と同じである。録音された音声から基本周波数を推定する方法は様々考案されており、使用するソフトウェアによって異なる[1]。音声障害の臨床では音響分析で使用されるソフトウェアはPentax Medical社のMulti-Dimensional Voice Program(MDVP)が使用されることが多いが、本書で使用しているPraatの導入も徐々に行われている[2]。基本周波数の推定方法は、MDVPが極大値検出法であり、Praatは波形整合法である。極大値検出法は波形整合よりも基本周波数の推定において雑音成分による影響が大きいことが報告されている[3]。

基本周波数の推定にはいくつかの留意点がある。1つ目は、病的音声の分析において基本周波数の推定に失敗することが多いことである。特に雑音成分が多く周期信号が検出できなければ、基本周波数の推定は失敗する。もちろん「分析不可能」という結果も重度の嗄声を表す指標である。

2つ目は基本周波数の処理方法に工夫を必要とする場合があることである。【図3-6】は健常成人女性の/a/発声時の基本周波数軌道をPraatで算出したものである。通常であれば自動算出を使用すればこのように安定した軌道を描出する。病的音声に関しては安定した軌道を描出することが難しい場合がある。例えば、Praatでは解析する基底周波数と上限周波数を限定することで精度が向上する。【図3-6】、【図3-7】は75Hzを基底周波数とし、上限周波数を300Hzとしたものである。このように解析にあたっては、適切な前処理を行うことで精度が向上するため、そのソフトウェアにあった処理を行う必要がある[4]。

それでは、IMSTDの治療効果を例示する。【図3-6】は/a/発声時の健常女性の基本周波数軌道である。ここでは開始時と終了時以外は安定した軌道であることを確認する。【図3-7a】は前項でふれた症例のIMSTD治療開始前の基本周波数軌道である。健常例

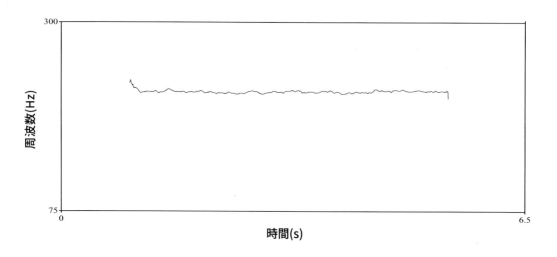

図3-6　健常成人女性の/a/発声時の基本周波数軌道
【図3-3】の音声に対して基本周波数を算出したもの

と比して、軌道が不安定であり、途切れや一部失敗している部分が観察できる。また、基本周波数そのものが低いことにも注目する。【図3-7b】はIMSTD施行後の基本周波数軌道である。【図3-7a】と比較すると、軌道の安定性が増し、基本周波数そのもの高くなっていることがわかる。ただし、健常例と比較すると軌道の不安定性は目立つ。

脳卒中後慢性期dysarthria患者に対し、IMSTDを施行した小規模研究では、基本周波数の増加、基本周波数の安定性などが向上したことが報告されている[5][6]。

引用文献・参考資料
1)細川清人, 他. (2016). 音響分析の概念と実際. 喉頭, 28(2), 78-87.
2)井手美稀, 他. (2019). Multi-Dimensional Voice Program (MDVP) および Praat を用いた音響分析結果の比較. 音声言語医学, 60(3), 214-219.
3)Boersma, P. (2009). Should jitter be measured by peak picking or by waveform matching. Folia Phoniatrica et logopaedica, 61(5), 305-308.
4)苅安誠. (2017). 神経原性発声発語障害 dysarthria.医歯薬出版.
5)樋口直樹, 他.(2016). 脳血管障害後の運動障害性構音障害dysarthriaに対する統合的徒手言語治療の開発と治療効果の検証,音声言語医学会.
6)三橋隆史, 樋口直樹.(2018). 脳血管障害後のdysarthriaに対する喉頭位置補正手技の効果,言語聴覚学会.

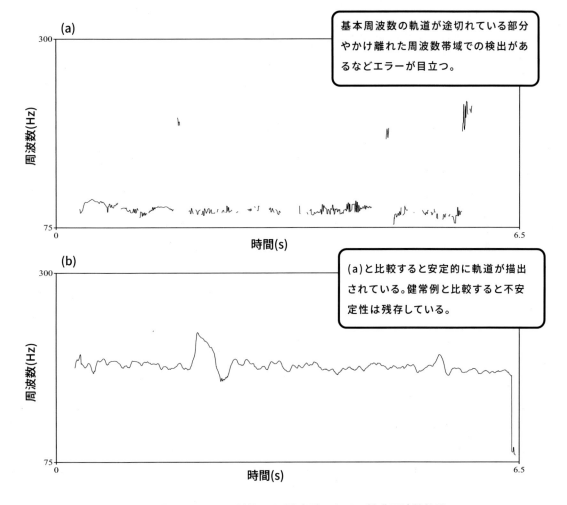

図3-7 IMSTD前後の/a/発声時における基本周波数軌道
慢性期UUMN dysarthria（女性、70代、右被殻出血）の症例
(a)IMSTD開始前、(b)IMSTD施行後3ヶ月後

音響分析③：波形分析と音圧レベル軌道

前述のサウンドスペクトログラムは比較的長い時間の音響学的評価をすることができる。ここではもう少しミクロな視点での評価方法を具体的に述べる。

【図3-8a】を拡大すると【図3-8b】になる。ここでは /a/ の音の拡大波形を取り上げる。母音での波形は、母音によって異なり、喉頭原音が声道にて共鳴した結果、様々な形をとる。ここでは周期性や波形の安定性など様々な視点での評価が必要となる。

周期の時間長が不安定になったり、振幅パターンが不整になると、聴感上嗄声に聞こえるとされる。嗄声と関連する客観的数値として、周期の不安定性を示す基本周期変動指数(Pitch Perturbation Quotient: PPQ)，周期の不安定性を示す振幅変動指数(Amplitude Perturbation Quotient: APQ)、倍音に対する雑音の割合(Noise-to Harmonic Ratio: NHR)が代表的である。ただし、これらの数値は、周期的信号の検出に基づき算出される。そのため、これらの数値が正確であるかを確認するためにもミクロな波形分析も質的評価として行うことを推奨する。また、音声波形からも音圧レベルの時間的推移は推定できるが、より具体的には音圧レベルの軌道を把握する必要がある。

【図3-9】はIMSTDを施行した慢性期の痙性 dysarthria 患者（男性、60代、橋出血後8年経過）の一例である。【図3-9a】あるいは【図3-9c】では呼気持続に問題があり、持続的発声が困難であることがわかる。【図3-9b】では周期性が確認できるものの【図3-8b】と比較すると波形が不整形であり（雑音成分が

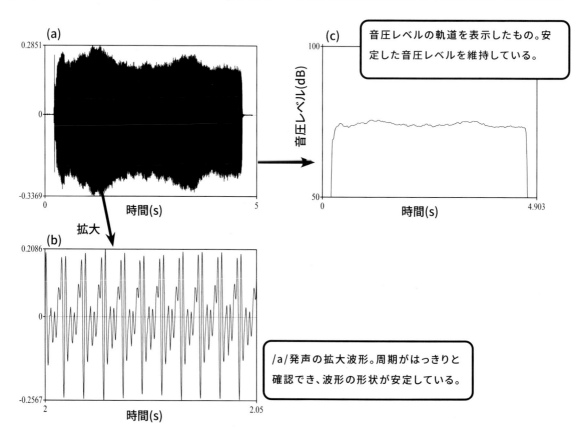

音圧レベルの軌道を表示したもの。安定した音圧レベルを維持している。

/a/発声の拡大波形。周期がはっきりと確認でき、波形の形状が安定している。

図3-8　健常成人女性の/a/発声時の音声波形と音圧レベル軌道
【図3-3】の音声における(a)全体の波形、(b)拡大波形、(c)音圧レベル軌道

多いことを示す)、周期や振幅がやや乱れていることがわかる。IMSTD後は音圧レベルの時間的推移は安定し、持続発声が可能になったことがわかる【図3-9f】。また、波形の形が健常パターンに近似してきており、声帯振動の時間的安定性が増したことが確認できる。た

だし、周期や振幅の不安定性は残存している。

IMSTDを施行した小規模研究では発声持続の改善やPPQ、APQ、NHRなどが改善したことが報告されている[1)2)]。

参考資料
1)樋口直樹, 他.(2016). 脳血管障害後の運動障害性構音障害dysarthriaに対する統合的徒手言語治療の開発と治療効果の検証,音声言語医学会.

2)三橋隆史, 樋口直樹.(2018). 脳血管障害後のdysarthriaに対する喉頭位置補正手技の効果,言語聴覚学会.

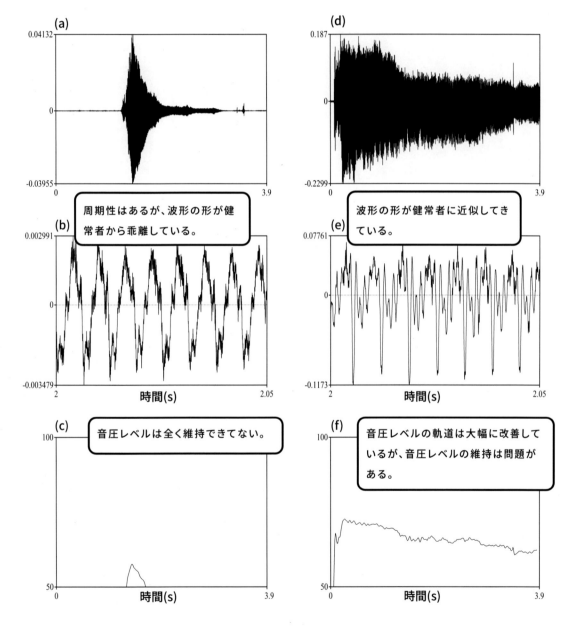

図3-9　IMSTD前後の/a/発声時の音声波形と音圧レベル軌道
慢性期痙性dysarthria(男性、60代、橋出血)の症例
(a)〜(c)IMSTD施行前、(d)〜(f)IMSTD施行後3ヶ月後

音響分析④広帯域サウンドスペクトログラム

先の狭帯域サウンドスペクトログラムは声帯振動を反映した調波構造の評価に使用した。もう一つの広帯域サウンドスペクトログラムは、フォルマントといわれる構造の把握や子音の構音の評価に使用される。ここでは子音部の評価について述べる。

【図3-10】に/pa/連続発音時の広帯域サウンドスペクトログラムを例示する。【図3-10a】は健常女性の/pa/の連続構音である。ここでは無音部に引き続く縦の線のように見える構造が子音部である。/p/は両唇の閉鎖子音であり、この縦線をバーストノイズという。【図

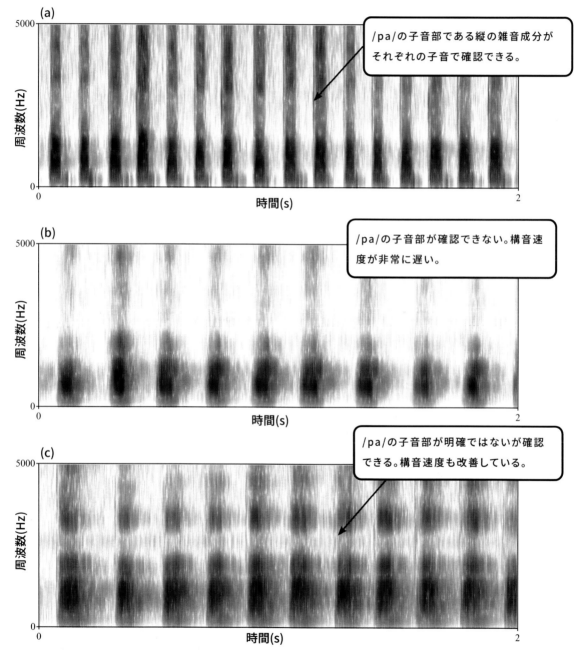

> /pa/の子音部である縦の雑音成分がそれぞれの子音で確認できる。

> /pa/の子音部が確認できない。構音速度が非常に遅い。

> /pa/の子音部が明確ではないが確認できる。構音速度も改善している。

図3-10　健常例とIMSTD前後の/pa/連続発音の広帯域サウンドスペクトログラム
慢性期UUMN dysarthria(男性、60代、右被殻出血)の症例
(a)健常例、(b)IMSTD施行前、(c)IMSTD施行後3ヶ月後

3-10b】は慢性期UUMN dysarthria（男性、60代、右被殻出血）のIMSTD施行前の例である。/pa/のバーストノイズが確認できず、/p/の発音を実現するために必要な口唇での閉鎖が不十分であることが推察できる。IMSTD施行後は無音部の後のバーストノイズが観察され、口唇閉鎖が改善しているのではないかと思われる【図3-10c】。当症例はIMSTD施行前は非常に構音速度が遅く、IMSTD施行後も健常に比してやや構音速度は遅い。

【図3-11】は、/ta/連続発音時の広帯域サウンドスペクトログラムを例示する。同様症例でも/pa/に比較して比較的IMSTD施行前でも子音部のバーストノイズが確認できる。/t/は前舌と口蓋とで閉鎖して作られる閉鎖子音であるが、このバーストノイズは前舌の挙上が

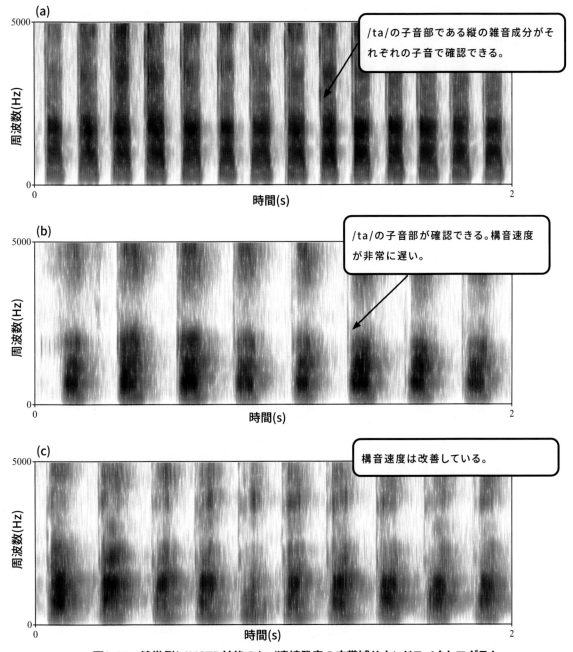

(a)
/ta/の子音部である縦の雑音成分がそれぞれの子音で確認できる。

(b)
/ta/の子音部が確認できる。構音速度が非常に遅い。

(c)
構音速度は改善している。

図3-11　健常例とIMSTD前後の/ta/連続発音の広帯域サウンドスペクトログラム
慢性期UUMN dysarthria（男性、60代、右被殻出血）の症例
(a)健常例、(b)IMSTD施行前、(c)IMSTD施行後3ヶ月後

十分であることは意味しない。それは中舌での閉鎖での代償も可能であるからである。

【図3-12】は、/ka/連続発音時の広帯域サウンドスペクトログラムである。同様の症例における/pa/と同様、IMSTD施行前では子音部のバーストノイズが確認できない。/k/は奥舌と口蓋の接触によって作られる閉鎖子音であり、/t/と違って代償的な構音が出現しにくい音である。IMSTD施行後、バーストノイズが確認され、奥舌の運動が改善していることが示唆されたと考えられる。

このような連続構音における評価方法は様々に考案されている。ここでは子音部について着目したがその他の方法も多数あることに留意されたい。

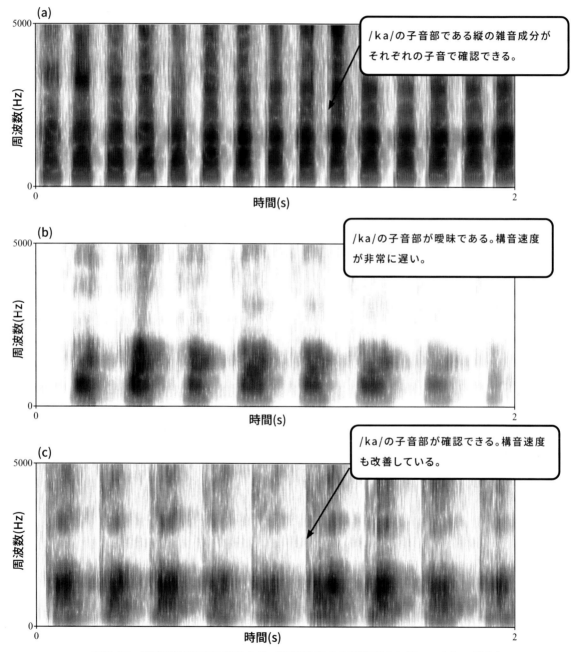

(a) /ka/の子音部である縦の雑音成分がそれぞれの子音で確認できる。

(b) /ka/の子音部が曖昧である。構音速度が非常に遅い。

(c) /ka/の子音部が確認できる。構音速度も改善している。

図3-12　健常例とIMSTD前後の/ka/連続発音の広帯域サウンドスペクトログラム
慢性期UUMN dysarthria（男性、60代、右被殻出血）の症例
(a)健常例、(b)IMSTD施行前、(c)IMSTD施行後3ヶ月後

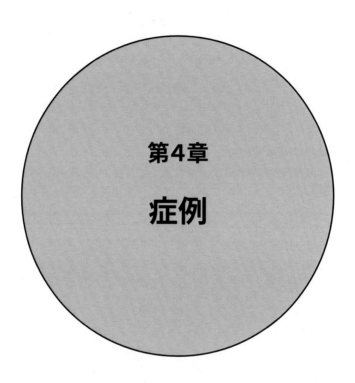

第4章

症例

IMSTDを施行した症例①

ここでは症例を通じて主に顔面・舌の訓練効果を提示する。
（執筆：甲州リハビリテーション病院　元木　雄一朗）

症例情報

・50歳代男性

・診断名：脳梗塞

・現病歴：dysarthria、嚥下障害、流涎で発症し、脳梗塞の診断を受けた。保存的加療後、dysarthria、嚥下障害が残存し、12病日にリハビリ目的で当院に入院した。既往歴に陳旧性脳梗塞あり。

・神経学的所見：右上下肢の筋力低下（ADLは自立）、dysarthria、嚥下障害

・神経心理学的所見：特記する事項なし

・神経放射線学的所見：発症時MRI画像にて右前頭葉深部白質、左放線冠外側に梗塞巣を認め、右橋前面・レンズ核に陳旧性梗塞巣、その他に微小な陳旧性梗塞巣が散在していた【図4-1】。

(a)DWI

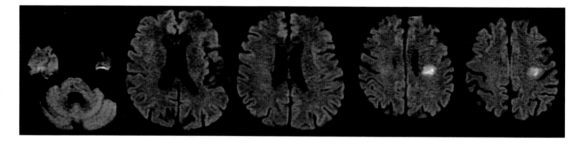

(b)FRAIR

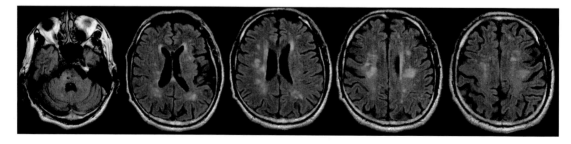

図4-1　MRI所見
(a)DWI:左前頭葉深部白質、左放線冠外側に梗塞巣。
(b)FRAIR画像:右橋前面・レンズ核に陳旧性梗塞巣、
微小な陳旧性梗塞巣が散在。

評価

- 呼吸・発声機能は聴覚印象で粗糙性・努力性嗄声、開鼻声を認め、発話の短い途切れも認めた。
- 顔面においては安静時において右側の鼻唇溝が左側に比し浅く、口唇は左側へやや偏倚していた【図4-2a】。口唇の運動時は横引、突出共に左右ともに運動範囲が低下していたが、右に比し、左の運動範囲が低下していた【図4-4a、図4-5a】。筋力は両側共に低下。運動時に顔面上部に力が入っている様子を認めた。笑顔等の表情は硬い印象であった【図4-3a】。
- 舌は安静時において厚く弛緩していた。挺舌においては舌尖が下唇をわずかに超える程度であり、さらに右側に偏倚していた【図4-6a】左右運動では左右共に舌縁が口角内縁にわずかに触れる程度だった【図4-7a、図4-8a】。舌尖形成は不十分で、舌尖挙上も不十分であった【図4-9a】。軟口蓋においては安静時に左右差は認めなかったが、発声時の挙上は不十分であった。下顎は運動範囲・筋力等に問題はなかった。
- 構音の歪みは著明で、プロソディとしては発話速度は遅く（北風と太陽で1分40秒　2.2モーラ/1秒）、発話明瞭度は3.5程度と会話時に周囲からの聞き返しや推測の援助が頻回だった。
- 言語機能や高次脳機能面に低下は認めなかった。摂食嚥下機能面は咀嚼や送り込み等に問題を認め、食形態に制限を認めた。視覚・聴覚面も問題なかった。

　1）両側顔面神経麻痺、2）両側舌下神経麻痺、3）開鼻声、4）構音の歪み、5）粗糙性・努力性嗄声等より痙性dysarthria（中等度）と考えた。

治療

1）両側顔面・舌下神経麻痺の改善、2）構音の歪みの軽減を目的に25病日目よりIMSTDを実施した。IMSTDは嗄声軽減のためにストロー発声を併用した。訓練頻度としては週7日、1日40分~60分実施した。IMSTDは顔面・舌を中心に実施した。舌は舌の位置補正を行い、その後、舌尖形成、上下運動、左右運動実施した。顔面は口唇の引きと突出を自然な速度で反復させて行った。この一連の流れを1回の訓練で2セット行った。その他に姿勢調整等も合わせて実施した。

NOTE⑪

dysarthriaの評価での静止画・動画撮影

　筆者はdysarthriaにおける発声発語器官の評価、特に顔面や舌の評価記録を静止画・動画にて行うことを推奨している(P44)。これらの情報により運動の範囲といった単純な情報だけでなく筋緊張や代償的運動など様々なことを把握することができる。

　dysarthriaの評価ではカメラや録音機器といったものはさほど重要視されていなかったと思われるが、これらの機材は高性能かつ低価格となってきており今後臨床に導入しやすくなってきている。

　将来的には、このような情報をもとに運動の情報を数値化するような安価な機器の開発が望まれる。

治療結果（1ヶ月後）

・舌はIMSTDの初回直後より効果を認め、挺舌時の運動範囲が改善した。経過とともに舌尖挙上や左右運動も改善を認め、左右運動では舌尖外縁が口角内縁に届くようになった【図4-6c】、【図4-7c】、【図4-8c】、【図4-9c】。

・顔面においては安静時、あるいは運動時においても運動範囲に改善を認めた。安静時において左右差は残存したものの、右側の鼻唇溝はやや深くなり、左側への偏倚は軽減した。口唇の突出・横引においては運動範囲に著明に改善を認め、左右差は目立たなくなった。また笑顔等の初回評価時に比べ表情も柔らかく、自然な印象に変化した【図4-2c】、【図4-3c】、【図4-4c】。

・構音では歪みが軽減し、発話明瞭度も改善した（3.5→2〜2.5）。会話の際の周囲の聞き返しの援助は減少し、会話での伝達効率が向上した。プロソディは劇的な改善はないものの、北風と太陽の音読時間はやや短縮した（北風と太陽で1分40秒→1分17秒）。

・その他に、食事場面においても舌の機能改善に伴い、咀嚼や送り込み等がスムーズになり食形態の制限もなくなった。

・本人より「舌が動かしやすくなった」「自分の顔の印象が変わった」「相手に言葉が伝わるようになった」と訴えが聞かれた。訓練に対する意欲の向上もみられていた。

(a)

(b)

(c)

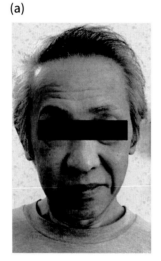

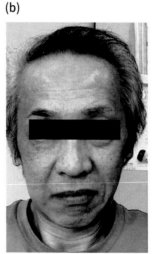

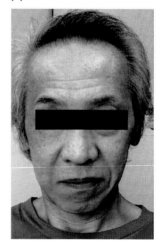

右鼻唇溝が浅く、右顔面下部が下垂している。

右鼻唇溝がはっきりとしてきたが頸部や肩の筋緊張亢進が目立つ。

全体に筋緊張の不整がなくなり自然な表情になっている。

図4-2　安静時初見
(a)IMSTD初回時、(b)4日後、(c)1ヶ月後

(a)

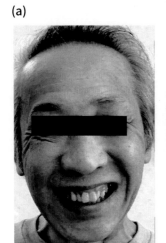

図4-4(a)と比較すると笑顔の方が口角の挙上がはっきりしていることがわかる。

(b)

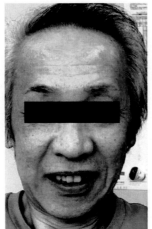

図4-3(a)と比較するとやや表情が乏しく、硬い印象をうける。

(c)

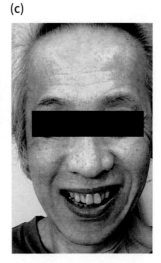

口角の挙上がしっかりとあり自然な印象である。

図4-3　笑顔
(a)IMSTD初回時、(b)4日後、(c)1ヶ月後

(a)

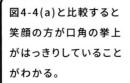

全体的に横引きの程度が乏しい。右は鼻唇溝の形成が乏しい。

(b)

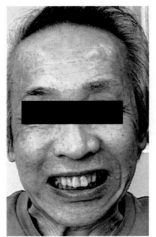

横引きの範囲は拡大されているが、右口角がやや下垂して引かれている。

(c)

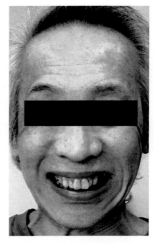

横引きの範囲はさらに拡大され、右口角も挙上、鼻唇溝もはっきりしている。

図4-4　口唇の横引き
(a)IMSTD初回時、(b)4日後、(c)1ヶ月後

(a)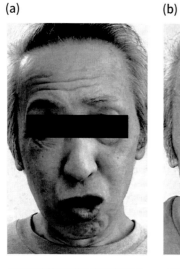

(b)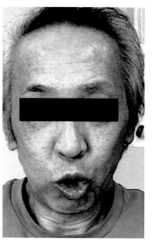

(c)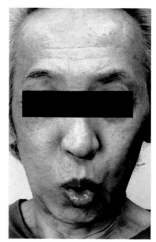

左右対称性に乏しく、やや左に偏倚している。

左右対称性が改善しているが、左偏倚は残存している。

左右対称性も改善し、綺麗な円唇を形成できるようになった。

図4-5　口唇の突出
(a)IMSTD初回時、(b)4日後、(c)1ヶ月後

(a)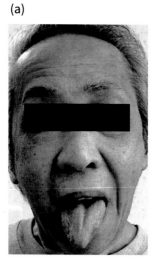

(b)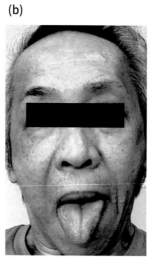

(c)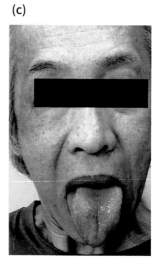

突出範囲はやや小さく、突出時右偏倚が認められる。

突出時右偏倚は改善しているが、突出範囲は逆に小さくなっている。

突出範囲は大幅に改善し、舌は程よく脱力している。

図4-6　挺舌
(a)IMSTD初回時、(b)4日後、(c)1ヶ月後

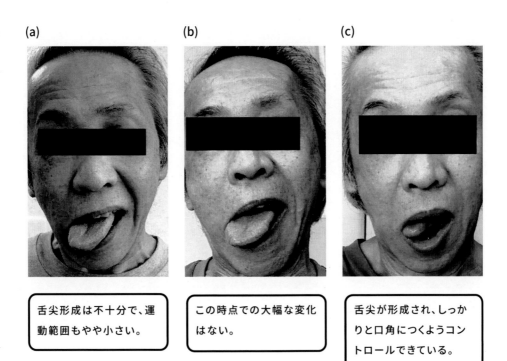

(a) 舌尖形成は不十分で、運動範囲もやや小さい。

(b) この時点での大幅な変化はない。

(c) 舌尖が形成され、しっかりと口角につくようコントロールできている。

図4-7　舌の右運動
(a)IMSTD初回時、(b)4日後、(c)1ヶ月後

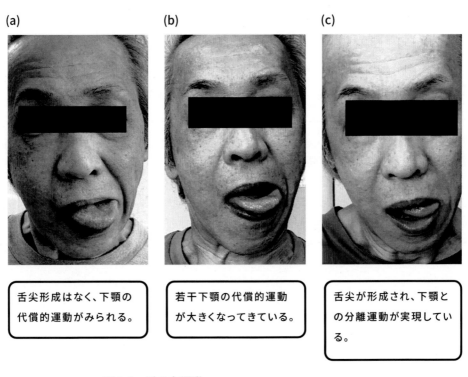

(a) 舌尖形成はなく、下顎の代償的運動がみられる。

(b) 若干下顎の代償的運動が大きくなってきている。

(c) 舌尖が形成され、下顎との分離運動が実現している。

図4-8　舌の左運動
(a)IMSTD初回時、(b)4日後、(c)1ヶ月後

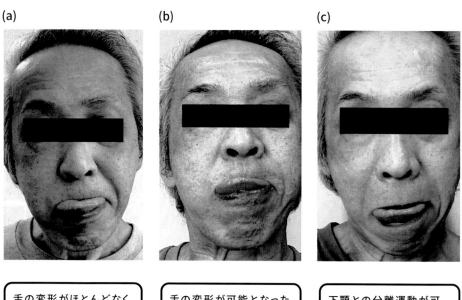

(a)   (b)   (c)

舌の変形がほとんどなく挙上が得られない。

舌の変形が可能となったが下顎との分離運動が不十分で、頭頸部後屈が出現している。

下顎との分離運動が可能となり、舌の分離的運動が実現されている。

図4-9　舌の挙上運動
(a)IMSTD初回時、(b)4日後、(c)1ヶ月後

治療のポイント

・経過の中で、代償運動が出現してくることに注目する。特に舌の挙上や舌の左右運動で下顎や頭頸部の代償運動の出現を見逃さないことが重要である。

・IMSTDによる効果は比較的早期にあらわれる。しかし、構音に必要な分離運動の安定までには時間を要することがあるので、運動範囲といった単純な評価ではなく、形状や自然さなど多角的に評価できる目を養う必要がある。

IMSTDを施行した症例②

ここでは症例を通じて喉頭機能低下への訓練効果を提示する。
（執筆：群馬県済生会前橋病院　阿部直哉）

症例情報

- 70歳代、男性、右利き。
- 医学的診断名：右放線冠ラクナ梗塞。
- 主訴：声が枯れて話がし難い。
- 現病歴：自宅にて右脳梗塞【図4-10】を発症、近医へタクシーで向かい入院した。第10病日でADL自立、dysarthriaも軽快のため自宅へ退院となる。第20病日に粗糙性嗄声の増悪を感じ、当院リハビリテーション科を受診し外来リハビリテーションを開始した。
- 既往歴：詳細不明だが約17年前に左脳梗塞を発症していたがADLは自立。その時から粗糙性嗄声は残存していた。
- 神経学的所見：左片麻痺、中枢性左顔面神経麻痺、左舌下神経麻痺（いずれも軽度）を認めた。
- 神経心理学的所見：スクリーニング検査で、失語症や高次脳機能障害、感情失禁、人格変化等は認めなかった。

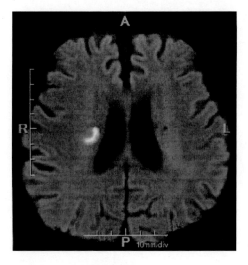

図4-10　MRI(DWI)所見
右放線冠に新鮮梗塞巣、左放線冠に陳旧性梗塞巣。

評価

・呼吸機能：良好であった。

・発声機能：良好で、最長発声持続時間は31秒であった。

・聴覚心理的評価：本人の主訴通りに、嗄声が認められた。嗄声の尺度であるGRBAS尺度でもGrade（グレード）2、Roughness(粗糙性)2、Breathiness(気息性)2であり、中等度嗄声を認めた。

・口腔構音機能：口唇の引きは左側が右側に比べやや機能低下は認めるが、挺舌、左右移動、上下ともに大きな機能低下は認めず、舌の巧緻性、分離性は保たれている状態であった。

　以上の評価より、痙性dysarthria（軽度）であるが、症状が喉頭機能低下に限局された非典型的タイプと考えられた。

治療

・訓練頻度は、1～2週間に1回のリハビリテーションで全5回施行。訓練方法は、IMSTDの喉頭位置補正を施行した【図4-11】。

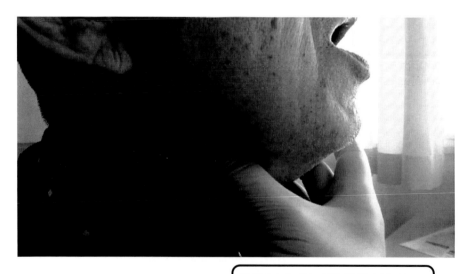

発声をしながら、喉頭位置を補正している様子。術者は母指と中指を用いて適切な位置に喉頭を定位させる。

図4-11　喉頭位置補正の様子

結果（訓練前後の音響学的解析）

・嗄声の変化を客観的に評価するため、外来訓練開始時と5回の訓練後の音声を解析した。音声収録は、言語聴覚室にて単母音 /a/ を発声持続可能な秒数発声してもらいパソコンに収録した。収録時のコンデンサーマイク(SONY, ECM-PCV80U)と口唇間の距離は初回評価、最終評価時とも15cmと一定とした。
・解析はPraatを使用し、サウンドスペクトログラムと波形の分析を行った。

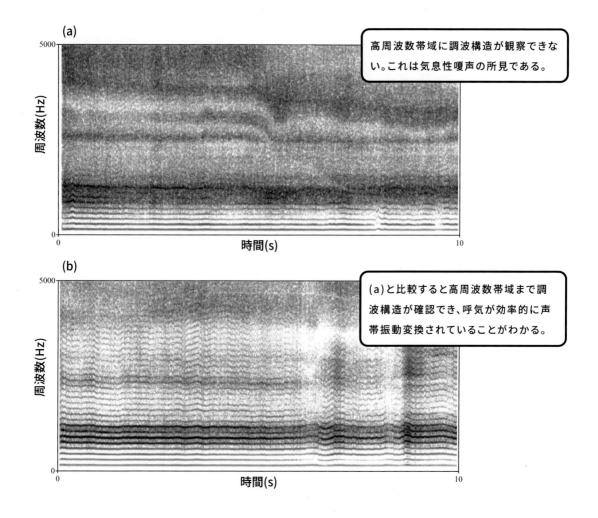

(a)

高周波数帯域に調波構造が観察できない。これは気息性嗄声の所見である。

(b)

(a)と比較すると高周波数帯域まで調波構造が確認でき、呼気が効率的に声帯振動変換されていることがわかる。

図4-12　狭帯域サウンドスペクトログラム
(a)IMSTD初回時、(b)5回の訓練後
(a)、(b)共に発声開始から10秒間を表示している。

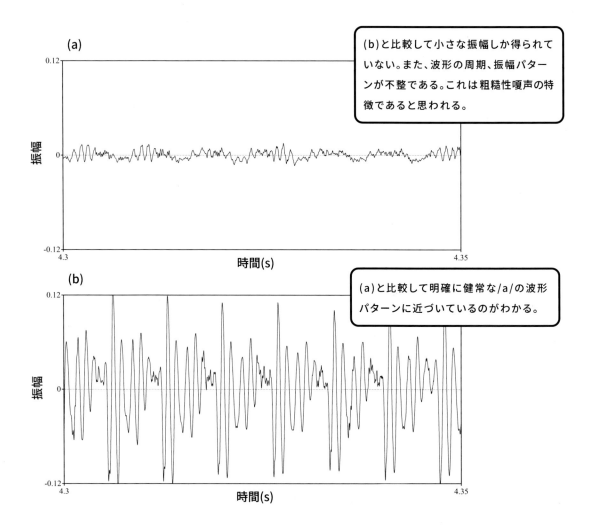

(a)

0.12

振幅

0

-0.12
4.3   4.35
時間(s)

(b)と比較して小さな振幅しか得られて
いない。また、波形の周期、振幅パター
ンが不整である。これは粗糙性嗄声の特
徴であると思われる。

(b)

0.12

振幅

0

-0.12
4.3   4.35
時間(s)

(a)と比較して明確に健常な/a/の波形
パターンに近づいているのがわかる。

図4-13　拡大した音声波形の比較
(a)IMSTD初回時、(b)5回の訓練後
(a)、(b)共に発声開始後4.3秒時点からの0.05秒間を
表示している。

結果のまとめ

・少ない訓練回数であったが、聴覚的評価で嗄声が軽減し、音響分析でもそれが裏付けられた。
・喉頭の位置調節をインターバルを開けて行うことで発声が安定したものと考えられる。

治療のポイント

・喉頭の位置調節は比較的早期に効果を得られやすく、患者の自覚的な効果も良好であるため、習得する必要がある手技である。
・喉頭の位置調節は左右上下、さらに内転・外転を加えて、声の変化を聞き分けながら位置修正していく。
・位置の判定を行う上で重要であるのは声質の判定である。この点に関しては、音響解析などを通じて自身の聴覚的判定を鍛錬することが重要である。

NOTE⑫

pure dysarthria

症例②のように身体の麻痺などがなくdysarthriaのみを呈する状態をpure dysarthriaという。pure dysarthriaはこれまでに大脳皮質、放線冠、内包、橋、小脳など様々な部位の障害で生じることが報告されている。

症例②と同様、筆者の自験例でも左放線冠のpure dysarthria例で重度の嗄声のみを呈した症例を経験している。自験例は難治性であり喉頭位置調節だけでは嗄声の解消はできなかった。自験例では最終的には改善が得られるのであるが、その治療経過から声帯コントロールの比較的高次の障害を疑った。

これらの経験や発声失行といった議論の多い障害の存在を含めて発声の高次制御障害を再考する必要があるのではないかと筆者は考えている。

アドバンス

徒手的言語聴覚療法研究会

(https://toshuteki-gengoryoho.jimdofree.com)

　「徒手的言語聴覚療法」とは、dysarthriaや摂食嚥下障害に対する徒手的治療法を指し、当研究会はその開発や普及を目的に平成27年3月に設立されました。当研究会は言語聴覚士限定の研究会とし、主に言語聴覚士の治療成績のさらなる向上を目指しております。当研究会では定例の研究会の他、以下の研修などを通じて徒手的言語聴覚療法の普及を行っています。

・IMSTDインストラクター養成講座

※IMSTDの施行に必要な実技を講習します。IMSTDインストラクターは施設内での講師や今後IMSTDに関する研修会を開くことが可能です。またフォローアップとしてIMSTDインストラクターミーティングを行います。

・IMSTDに関するWEB動画

※今後徒手的言語聴覚療法研究会のHPにてWEB動画が掲載されます。本書をより具体的な動きとして実施できる素材として活用ください。

脳卒中後の構音障害への徒手的アプローチ

2021 年 9 月 30 日　初版発行
2021 年 10 月 20 日　第 2 刷発行

樋口　直樹　編著
阿部　直哉
元木　雄一朗

発行所　　株式会社　三恵社
　　　　　〒462-0056 愛知県名古屋市北区中丸町 2-24-1
　　　　　TEL 052-915-5211　FAX 052-915-5019
　　　　　URL https://www.sankeisha.com